全国高等职业院校临床医学专业第二轮教材

临床实践技能

（供临床医学、中医学专业用）

主　编　凌　斌　王龙梅
副主编　宋香全　戴小丽　王　亮
编　者　（以姓氏笔画为序）
　　　　王　亮（山东医学高等专科学校）
　　　　王　旭（重庆医药高等专科学校）
　　　　王龙梅（山东中医药高等专科学校）
　　　　李丽红（漯河医学高等专科学校）
　　　　宋香全（邢台医学高等专科学校）
　　　　林　可（重庆医科大学附属大学城医院）
　　　　凌　斌（重庆医药高等专科学校）
　　　　戴小丽（江苏医药职业学院）

中国健康传媒集团
中国医药科技出版社

内 容 提 要

本教材是"全国高等职业院校临床医学专业第二轮教材"之一，是依据本套教材编写要求及教育部对高等职业教育临床技能的相关要求编写而成。本教材共六章，包括外科手术基本技能、护理基本技能、内科常用诊疗操作技能、院前急救基本技能、妇产科常用操作技能、儿科常用操作技能的内容。每章设有"学习目标""情境导入""素质提升""目标检测""本章小结"等模块。同时配套有"医药大学堂"在线学习平台，提供电子学习资源，从而使教材内容立体化、生动化、易教易学。

本教材供全国高等职业院校临床医学、中医学专业师生教学使用。

图书在版编目（CIP）数据

临床实践技能/凌斌，王龙梅主编 . —北京：中国医药科技出版社，2023.1

全国高等职业院校临床医学专业第二轮教材

ISBN 978 – 7 – 5214 – 3554 – 2

Ⅰ.①临…　Ⅱ.①凌…②王…　Ⅲ.①临床医学 – 高等职业教育 – 教材　Ⅳ.①R4

中国国家版本馆 CIP 数据核字（2023）第 005069 号

美术编辑　陈君杞
版式设计　友全图文

出版　**中国健康传媒集团**｜中国医药科技出版社

地址　北京市海淀区文慧园北路甲 22 号

邮编　100082

电话　发行：010 – 62227427　邮购：010 – 62236938

网址　www.cmstp.com

规格　889×1194mm $\frac{1}{16}$

印张　10 $\frac{1}{2}$

字数　303 千字

版次　2023 年 1 月第 1 版

印次　2023 年 1 月第 1 次印刷

印刷　三河市万龙印装有限公司

经销　全国各地新华书店

书号　ISBN 978 – 7 – 5214 – 3554 – 2

定价　**39.00 元**

获取新书信息、投稿、为图书纠错，请扫码联系我们。

出版说明

为贯彻落实《国家职业教育改革实施方案》《职业教育提质培优行动计划（2020—2023年）》《关于推动现代职业教育高质量发展的意见》等有关文件精神，不断推动职业教育教学改革，对标国家健康战略、对接医药市场需求、服务健康产业转型升级，支撑高质量现代职业教育体系发展的需要，中国医药科技出版社在教育部、国家药品监督管理局的领导下，在本套教材建设指导委员会主任委员厦门医学院王斌教授，以及长春医学高等专科学校、江苏医药职业学院、江苏护理职业学院、益阳医学高等专科学校、山东医学高等专科学校、遵义医学高等专科学校、长沙卫生职业学院、重庆医药高等专科学校、重庆三峡医药高等专科学校、漯河医学高等专科学校、辽宁医药职业学院、承德护理职业学院、楚雄医药高等专科学校等副主任委员单位的指导和顶层设计下，通过走访主要院校对2018年出版的"全国高职高专院校临床医学专业'十三五'规划教材"进行了广泛征求意见，有针对性地制定了第二版教材的出版方案，旨在赋予再版教材以下特点。

1. 强化课程思政，体现立德树人

坚决把立德树人贯穿、落实到教材建设全过程的各方面、各环节。教材编写应将价值塑造、知识传授和能力培养三者融为一体，在教材专业内容中渗透我国医疗卫生事业人才培养需要的有温度、有情怀的职业素养要求，着重体现加强救死扶伤的道术、心中有爱的仁术、知识扎实的学术、本领过硬的技术、方法科学的艺术的教育，为人民培养医德高尚、医术精湛的健康守护者。

2. 体现职教精神，突出必需够用

教材编写坚持现代职教改革方向，体现高职教育特点，根据《高等职业学校专业教学标准》《职业教育专业目录（2021）》要求，以人才培养目标为依据，以岗位需求为导向，进一步优化精简内容，落实必需够用原则，以培养满足岗位需求、教学需求和社会需求的高素质技能型人才准确定位教材。

3. 坚持工学结合，注重德技并修

本套教材融入行业人员参与编写，强化以岗位需求为导向的理实教学，注重理论知识与岗位需求相结合，对接职业标准和岗位要求。在教材正文适当插入临床案例，起到边读边想、边读边悟、边读边练，做到理论与临床相关岗位相结合，强化培养学生临床思维能力和操作能力。

4. 体现行业发展，更新教材内容

教材建设要根据行业发展要求调整结构、更新内容。构建教材内容应紧密结合当前临床实际要求，注重吸收临床新技术、新方法、新材料，体现教材的先进性。体现临床程序贯穿于教学的全过程，培养学生的整体临床意识；体现国家相关执业资格考试的有关新精神、新动向和新要求；满足以学生为中心而开展的各种教学方法的需要，充分发挥学生的主观能动性。

5. 建设立体教材，丰富教学资源

依托"医药大学堂"在线学习平台搭建与教材配套的数字化资源（数字教材、教学课件、图片、视频、动画及练习题等），丰富多样化、立体化教学资源，并提升教学手段，促进师生互动，满足教学管理需要，为提高教育教学水平和质量提供支撑。

本套教材凝聚了全国高等职业院校教育工作者的集体智慧，体现了凝心聚力、精益求精的工作作风，谨此向有关单位和个人致以衷心的感谢！

尽管所有参与者尽心竭力、字斟句酌，教材仍然有进一步提升的空间，敬请广大师生提出宝贵意见，以便不断修订完善！

数字化教材编委会

主　编　凌　斌　王龙梅
副主编　宋香全　戴小丽　王　亮
编　者　（以姓氏笔画为序）
　　　　王　亮（山东医学高等专科学校）
　　　　王　旭（重庆医药高等专科学校）
　　　　王龙梅（山东中医药高等专科学校）
　　　　李丽红（漯河医学高等专科学校）
　　　　宋香全（邢台医学高等专科学校）
　　　　林　可（重庆医科大学附属大学城医院）
　　　　凌　斌（重庆医药高等专科学校）
　　　　戴小丽（江苏医药职业学院）

前言 PREFACE

为了贯彻教育部《关于医教协同深化临床医学人才培养改革的意见》《关于加快医学教育创新发展的指导意见》等文件精神，落实加快以"3+2"为补充的临床医学人才培养体系，为基层医疗机构培养"小病善治、大病善识、重病善转、慢病善管"的防治结合全科医学人才。全面系统编写临床实践技能更利于学生掌握临床基本操作，更利于高素质技术技能人才的培养。

本教材编写内容和特色：①接轨"双证书"制度。以国家医师资格（临床类）考试大纲为指南，教材紧扣实践技能考试大纲，情境导入案例与基本技能操作案例一致，提高执业医师资格考试通过率。②定位准确，引导就业。在分析助理全科医师岗位核心能力的基础上，教材以内、外、妇、儿、急诊、护理常用的基本技能操作为重点内容，强化临床基本技能训练。③强化立德树人。在专业教学中注重融入思政教育。以"严谨求实""精益求精""甘于奉献"和"安全意识"为本课程教材的思政教育主题，重视医学人文素质培养。④课程教学可安排在第二学年最后一周进行集中实训，也可穿插在内、外、妇、儿、急诊等课程教学中。

在广泛征求和收集多数院校教师和学生对临床实践技能教材意见的基础上，本教材编写内容共分六章，主要选取基层医疗机构外科、护理、内科、院前急救、妇产科、儿科常见的技能操作作为编写内容。每项技能主要介绍目的、适应证、禁忌证、操作前准备、操作步骤、相关知识以及评分标准等模块，使本教材更贴近临床工作实际，应用性强。每章设有"学习目标""情境导入""素质提升""目标检测""本章小结"等模块。同时配套有"医药大学堂"在线学习平台，提供电子学习资源，从而使教材内容立体化、生动化、易教易学。本教材配套数字资源放于"医药大学堂"在线学习平台上，读者可通过封底获取图书免费增值服务的步骤说明登录平台，激活教材并进行学习。本教材适合全国高等职业院校临床医学、中医学专业师生教学和实践技能考试使用。

本教材编写人员来自全国6所医学高等专科学校和三甲医院，编写工作按照集体编写计划，先由编写者完成各自负责初稿，然后组内成员交叉审阅，再由副主编交叉审阅，最后由主编全面整理定稿。

尽管编者做出了很大的努力，但限于我们的水平和能力，在编写过程中难免有不足之处，恳请广大师生批评指正！

编　者

2022 年 10 月

CONTENTS **目录**

第一章　外科手术基本技能

⊙ 学习目标

　　1. 通过本章学习，重点掌握手术刷手法、手术区消毒与铺巾、穿脱手术衣、戴无菌手套、清创术、脓肿切开术、换药与拆线。

　　2. 学会切开、分离、止血、打结、缝合等外科手术基本操作的正确方法；熟悉体表肿物切除术、局部封闭术、手法复位术；具有运用外科手术基本技能知识对患者及家属进行指导和科普知识宣传的能力。

第一节　手术刷手法

>> 情境导入

情境描述　患者，男性，因急性阑尾炎需急诊手术，临床带教老师需要你上手术台担任第二助手。

讨论　1. 请用简易刷手法进行手臂消毒。

　　　　2. 刷手冲水时，为什么要保持手高肘低位？

　　　　3. 手术刷手时，是否需要应用无菌生理盐水冲洗？为什么？

　　　　4. 如果术者刷手时，衣裤明显溅湿，怎么办？

一、目的

　　手术刷手法是指手术人员通过机械刷洗和化学药物作用以去除手部皮肤表面的油垢、细菌，并杀灭附着的细菌，而达到消毒手的目的。能有效预防和控制病原体传播，防止术后感染的发生。

二、适应证

　　所有参加手术的人员都必须进行手术前刷手。

三、禁忌证

　　手臂皮肤有破损或有化脓性感染者。参加手术的人员患有传染性疾病且处于传染期者（如流行性感冒）。

四、操作前准备

（一）物品准备

　　消毒毛刷，普通肥皂或皂液，无菌小方巾，消毒液（洁肤柔洗手液、洁肤柔消毒凝胶、0.5%碘伏、75%乙醇）。

（二）操作者准备

　　1. 更换刷手衣、裤、鞋　要求内部衣衫未露出刷手衣领口及袖口外，刷手衣下沿要完全束在刷手裤内，自身内衣不可暴露于刷手衣裤的外面，换手术用鞋。

2. 戴医用帽子和口罩 帽子要盖住全部头发，口罩要遮住鼻孔。

3. 指甲 剪短指甲，去除甲缘下污垢，摘除手部及前臂的饰品。

4. 衣袖 将刷手衣袖挽至肘上 15cm 以上。

五、操作步骤

（一）肥皂水刷手法

1. 普通刷手 先用普通肥皂按外科七步洗手法洗手。

2. 肥皂水刷手 用消毒毛刷蘸肥皂水按一定顺序刷洗，即手指尖、手、腕、前臂至肘上 10cm 处；采用三段法，即手部（指尖到手腕）、前臂（腕至肘）、肘上臂（肘上 10cm）；两臂交替逐渐上行刷洗。刷完一次后用清水将肥皂水冲去。刷洗 3 遍，时间约 10 分钟。

3. 擦手 用无菌小方巾，先擦干双手，之后对角折叠成三角形，底边向内，尖向外，平放于一只手背上，另一只手持方巾底边两角对合，由手腕、前臂、肘部到上臂顺序擦干；取另一块无菌小方巾，同法擦干另一侧。

4. 泡手 将手、前臂到肘上 6cm 处浸泡在 75% 乙醇或 0.1% 苯扎溴铵内，5 分钟后提起手臂，使手上酒精或苯扎溴铵沿肘流入泡手桶中，待其自然晾干，保持拱手姿势。

5. 注意事项 ①三段刷手时，每段交替进行；②冲洗肥皂水时，手指向上，肘部屈曲朝下，先冲手部，再冲前臂，最后冲上臂，使水流自手部流向肘部；③擦过肘部的方巾不能再接触手和前臂；④浸泡后保持拱手姿势，双手离胸部 30cm 以外，向上不能高于肩部，向下不能低于腰部，左右不能超过腋前线；⑤刷手后不可再触及有菌的任何物品，若触及，应重新刷手。

（二）简易刷手法

1. 普通刷手 先用普通肥皂按外科七步洗手法洗手。

2. 消毒液刷手 用消毒毛刷蘸洁肤柔洗手液按一定顺序刷洗，即手指尖、手、腕、前臂至肘上 10cm 处，两臂交替刷洗。刷完后用清水干净，时间 3 分钟。

3. 擦手 同肥皂水刷手法。

4. 涂手 用 5～10ml 洁肤柔消毒凝胶（含 55% 乙醇、0.12% 三氯生）均匀涂于双手、前臂、肘上 6cm 一遍，双手搓擦至干。

5. 注意事项 同肥皂水刷手法。

（三）碘伏刷手法

1. 普通刷手 用肥皂和水把手和前臂清洗一遍，用干净一次性纸巾或毛巾擦干。

2. 碘伏刷手 用消毒毛刷蘸 0.5% 碘伏刷手。采用三段法：手部、前臂、肘上臂。两臂交替刷洗，逐渐上行，顺序不可逆转，不可留有空白区，时间 5 分钟。

3. 擦手 用无菌小方巾擦干手部后，对角折叠成三角形，放于前臂并使三角形的底边朝上，另一手抓住下垂的两角拉紧、旋转、逐渐向上移动至肘上 6cm。再用另一块无菌小方巾以同样的方法擦干对侧。擦手的目的方便戴无菌手套。不一定把碘伏擦得干净，适当留下一些碘伏会形成一层保护膜，更有利于无菌操作。

4. 注意事项 ①刷洗顺序为指端、甲缘及两侧甲沟，由拇指的桡侧起渐至背侧、尺侧依次刷完五指然后刷手掌、手背；再刷前臂，最后刷双上臂至肘上 6cm。②用力适当，均匀一致。③擦手时，毛巾移动的方向只能从手到上臂，切忌相反。④保持拱手姿势。⑤刷手后不可再触及有菌的任何物品，若触及，应重新刷手。

六、相关知识

（1）外科七步洗手法洗手口诀：内、外、夹、弓、大、立、腕。①内：掌心相对，手指并拢，相互搓揉。②外：掌心对手背，手指交叉，相互搓揉，交换进行。③夹：掌心相对，手指交叉，相互搓揉。④弓：弯曲手指，使关节在另一手掌心旋转揉搓，交换进行。⑤大：拇指在掌中旋转揉搓。⑥立：指尖在掌心揉搓。⑦腕：洗手腕、前臂、上臂下 1/3（图 1 - 1）。

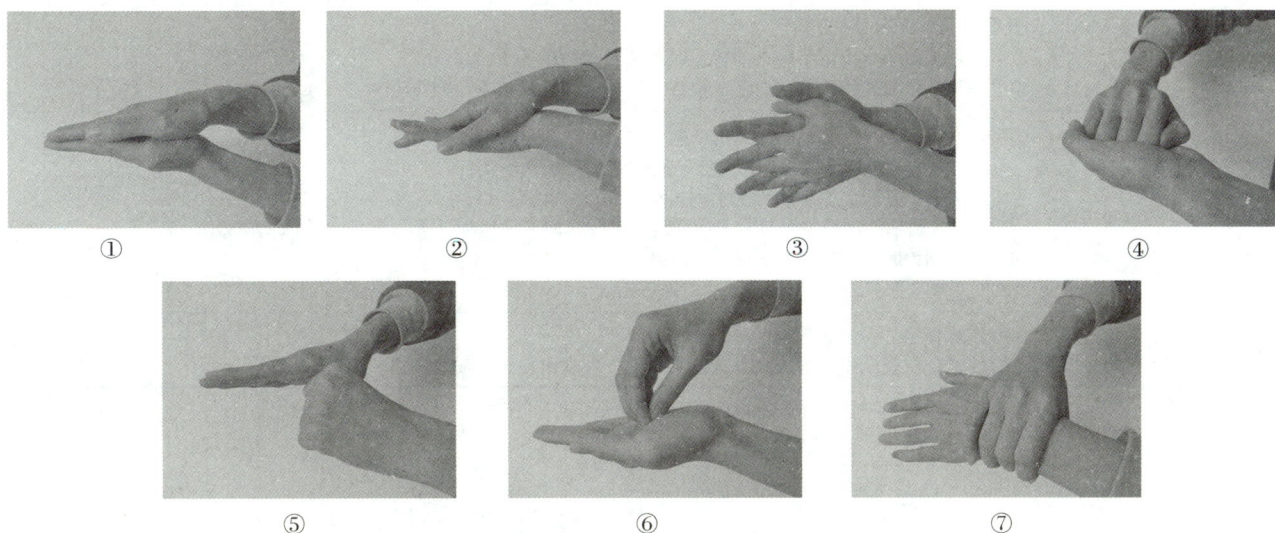

图 1 - 1　外科七步洗手法示意图

（2）传统的肥皂水刷洗、乙醇浸泡法，需要 15 分钟才能完成，现在很少使用。

（3）连台手术的刷手：①若前一台手术为无菌或清洁手术，术后手套未破，需连续施行另一台手术时，可不用重新刷手，仅需用洁肤柔消毒凝胶或碘伏涂擦手和前臂一遍，再穿无菌手术衣、戴无菌手套。②若前一次手术为污染手术，则应该重新洗手。

💠 **素质提升**

做一名知法、懂法、守法的实习生

《中华人民共和国医师法》第三十五条："参加临床教学实践的医学生和尚未取得医师执业证书、在医疗卫生机构中参加医学专业工作实践的医学毕业生，应当在执业医师监督、指导下参与临床诊疗活动。医疗卫生机构应当为有关医学生、医学毕业生参与临床诊疗活动提供必要的条件。"因此实习生在医院进行临床岗位实习，一定要在带教老师（执业医师）的指导监督下参与临床诊疗活动，不得独立从事临床诊疗活动。否则可能构成非法行医罪。

七、简易刷手法操作评分标准

简易刷手法操作评分标准见表 1 - 1。

表 1 - 1　简易刷手法操作评分标准

操作流程	技术要求及分值
刷手前准备（5分）	1. 更换手术室专用拖鞋，穿好刷手衣、裤，将衣袖挽至肘上 10cm；自身内衣不可暴露于刷手衣裤的外面。（2分） 2. 戴好口罩、帽子（头发、鼻孔不外露）。（2分） 3. 操作前必须修剪指甲，除去甲缘下污垢。（1分） 以上准备工作在考场中不一定能够体现，但需要向考官做好口述。

续表

操作流程	技术要求及分值
刷手顺序（10分）	1. 普通肥皂按外科七步洗手法洗手，每步0.5分。（3分） 2. 消毒液刷手：分段刷手，交替刷洗，刷洗时应注意先后顺序不能颠倒，刷完后用清水干净，保持拱手姿势。（5分） 3. 擦手：用无菌小方巾由手腕、前臂、肘部到上臂顺序擦干。（1分） 4. 涂手：用消毒凝胶均匀涂于双手、前臂、肘上臂，再涂双手。（1分）
提问（3分）	1. 刷手冲水时，为什么要保持手高肘低位？（1分） 答：为了防止手臂的水流到手部，污染已刷过的手。 2. 手术刷手时，是否需要应用无菌生理盐水冲洗，为什么？（1分） 答：不需要，刷手的过程主要是为了清洁消毒手臂，而不是达到无菌的要求。 3. 如果术者刷手时，衣裤明显溅湿，怎么办？（1分） 答：需要更换洗手衣，重新刷手。
职业素质（2分）	1. 在操作过程中，无菌观念强，动作规范。（1分） 2. 着装整洁，仪表端庄，举止大方，认真细致，表现出良好的职业素质。（1分）

注：准备时间1分钟，考试时间11分钟。总分：20分。

第二节　手术区消毒和铺巾

》》情境导入

情境描述　患者，男性，因胃十二指肠溃疡急性穿孔需手术，现患者（已作皮肤准备）已平卧在手术台上。你已完成手臂消毒。

讨论　1. 请为患者进行手术区皮肤消毒和铺巾。
　　　2. 手术的皮肤消毒方向是怎样的？
　　　3. 铺好的四块无菌巾，是否可以移动？

一、目的

手术区消毒是消灭手术切口及其周围皮肤上的细菌，防止细菌进入创口内，是预防术后切口感染的重要环节。

铺巾是遮盖手术区以外的部位，使手术区域成为无菌环境，避免或减少术中污染。

二、适应证

原则上所有准备接受手术者，均需要对切口及周边皮肤进行适当范围的消毒铺巾。

三、禁忌证

目前常用0.75%吡咯烷酮碘消毒，对皮肤的刺激性小，可长时间留在皮肤表面，消毒抑菌作用持久。传统皮肤消毒用2.5%~3%碘酊加用75%乙醇脱碘；也可用0.5%碘尔康溶液或1:10000苯扎溴铵溶液，术前应仔细询问患者有无过敏史，对某种消毒剂过敏者应更换其他消毒剂进行消毒。

四、操作前准备

（一）物品准备

消毒剂，消毒棉球（或纱布），消毒盘（或消毒碗），卵圆钳，无菌巾4块，巾钳4把，中单2条，大单1条。

（二）患者准备

手术前应对手术区进行剃毛、清洗，并加以保护，剃毛时勿损伤皮肤。术前沟通，安置好患者手术体位，确认切口部位、方向及长度，并作标记。

（三）操作者准备

剪短指甲，更换洗手衣、裤、鞋，戴好口罩和帽子，完成术前手及手臂消毒。

五、操作步骤

（一）消毒步骤

（1）操作者站在患者右侧，从器械护士手中接过盛有浸蘸消毒液棉球的消毒碗和卵圆钳。

（2）第一遍消毒由手术中心开始，向周围皮肤无遗漏涂擦消毒液。

（3）待消毒液晾干后，换无菌卵圆钳以同样的方式涂擦消毒液第二遍、第三遍。

（4）注意事项。

①消毒范围应包括手术切口周围15cm区域。如手术有延长切口的可能，则应事先相应扩大皮肤消毒范围。

②每一遍消毒范围都不应超过前一次的消毒范围。

③已经接触过污染部位的药液纱布不应再返回涂擦清洁处。

④涂擦消毒液时，应稍用力，增加消毒液的渗透力。

（5）常见手术部位皮肤消毒范围。

①颈部手术皮肤消毒范围：上至下唇，下至乳头，两侧至斜方肌前缘。

②胸部手术皮肤消毒范围：上至锁骨及上臂1/3处，下过肋缘，前后过中线。

③上腹部手术皮肤消毒范围：上至乳头，下至耻骨联合，两侧至腋中线。

④下腹部手术皮肤消毒范围：上至剑突，下至大腿上1/3，两侧至腋中线。

⑤腹股沟及阴囊部手术皮肤消毒范围：上至脐水平线，下至大腿上1/3，两侧至腋中线。

⑥肾脏手术皮肤消毒范围：上至腋窝，下至腹股沟，前后过中线。

⑦会阴部手术皮肤消毒范围：耻骨联合，肛门周围及臀部，大腿上1/3内侧。

⑧四肢手术皮肤消毒范围：周围消毒，上下各超过一个关节。

（二）铺巾步骤（上腹部手术为例）

1. 铺无菌巾　操作者从洗手护士手中接过第一块无菌巾铺盖切口的下方，第二块铺盖切口对侧，第三块铺盖切口上方，最后铺盖贴身侧（操作者同侧），用巾钳夹住无菌巾交叉处固定（图1-2）。

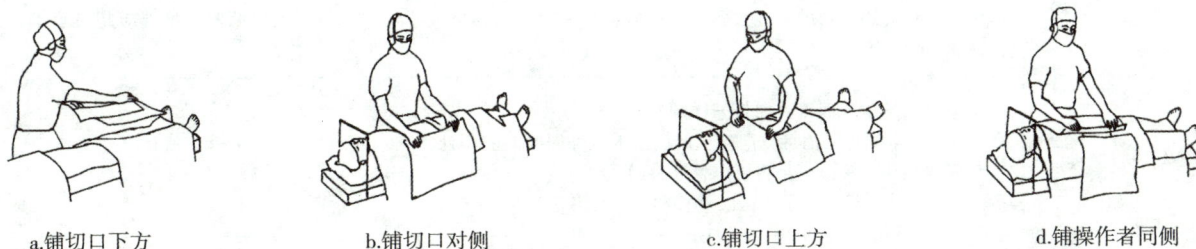

a.铺切口下方　　　b.铺切口对侧　　　c.铺切口上方　　　d.铺操作者同侧

图1-2　铺无菌巾顺序示意图

2. 铺中单　洗手护士协助操作者，先铺足侧，超过手术台；再铺头侧，超过麻醉架。

3. 铺大单 大单洞口对准手术区，头部标记放于切口上方；两侧铺开后，先向上展开，盖住麻醉架，再向下展开，盖住手术托盘及床位。

4. 注意事项

（1）铺无菌巾时，每块无菌巾的反折部靠近切口，反折部向下。

（2）4块无菌巾铺好后，不可移动。如位置不准确，也只能由手术区向外移动。否则取走，重新铺新的无菌巾。

（3）铺中单大单时，手握单角向内卷遮住手臂，以防手碰到周围有菌物品。

（4）大单两侧、足端应超过手术台边缘30cm以上。

（5）铺巾过程和随后的手术中，应当保持各层无菌巾的干燥。

六、相关知识

（1）清洁伤口应以切口为中心向四周消毒；感染伤口或肛门处手术，应由外周开始向感染伤口或肛门处消毒。

（2）已接触消毒范围边缘或污染部位的消毒棉球、纱布，不能再返擦清洁处。

（3）腹部手术消毒时，先在脐窝中滴数滴消毒液，待皮肤消毒完毕后再擦净。

（4）面部、口唇和会阴部黏膜、阴囊等处，不能耐受碘酊的刺激，不能用碘酊消毒。其他部位用碘酊消毒，酒精脱碘必须干净。

（5）手术野四周及托盘上的无菌巾（单）为4~6层，手术野以外为2层以上。

（6）临床上现在越来越多采用一次性手术铺巾，铺巾上附有黏纸条，以方便铺巾与患者身体以及铺巾之间的固定。

七、上腹部手术消毒和铺巾操作评分标准

上腹部手术消毒和铺巾操作评分标准见表1-2。

表1-2 上腹部手术消毒和铺巾操作评分标准

操作流程	技术要求及分值
皮肤消毒（10分）	1. 一手端盛有碘伏棉球（或纱布块）的消毒碗，另一手持卵圆钳，站在患者右侧。（1分） 2. 以上腹部正中切口为中心，由内向外，自上而下，消毒3遍，每一遍消毒范围不能超过前一遍范围。（4分） 3. 消毒过程中，卵圆钳前端一直保持低于握持端。（1分） 4. 消毒时每一次涂擦之间不留空白。（2分） 5. 消毒范围：上至乳头连线水平上方，下至大腿上、中1/3交界处，两侧达腋中线。（2分）
铺巾（6分）	1. 铺四块无菌巾：拿起无菌巾，无菌巾反折边向切口，反折部向下，首先铺手术切口对侧或下方，最后铺近身一侧，留出手术野大小合适，用巾钳夹住（或用消毒手术薄膜粘贴住）手术无菌巾交界处。（4分） 2. 铺中单：拿起消毒中单，在助手帮助下打开中单，在切口上、下端各铺一块中单。（1分） 3. 铺大单：在助手帮助下，大单洞口对准手术区，头部标记放于切口上方，大单两侧、足端应超过手术台边缘30cm以上。（1分）
提问（2分）	1. 痔疮手术的皮肤消毒方向是怎样的？（1分） 答：痔疮手术的皮肤消毒方向应从肛门手术区外周涂向肛门处。 2. 铺好的四块无菌巾，是否可以移动？（1分） 答：可以移动。只能由手术区向外移动。
职业素养（2分）	1. 在消毒和铺巾过程中，动作规范，体现出爱护患者的意识。（1分） 2. 着装整洁，仪表端庄，举止大方。（1分）

注：准备时间1分钟，考试时间11分钟。总分：20分。

第三节　穿脱手术衣

》》情境导入

　　情境描述　患者，男性，因急性胆囊炎需手术，现患者（已作皮肤准备）已平卧在手术台上。你已完成患者术区皮肤消毒。

　　讨论　1. 术前应如何正确穿手术衣和脱手术衣？

　　　　　　2. 对开式手术衣和包背式手术衣的区别？

一、目的

隔绝手术室医护人员皮肤及衣物上的细菌，防止细菌移位到患者手术切口和皮肤引起污染。

二、适应证

所有进入手术室参加手术的人员都需要穿手术衣。

三、禁忌证

（1）先穿无菌手术衣，再戴无菌手套。

（2）穿手术衣的地方应选择手术室内较为空旷的区域进行，避免无菌手术衣碰触周围物品。如有碰触未消毒的物品应更换新无菌手术衣。

四、操作前准备

（一）物品准备

已经打开并放置好的无菌手术衣包。

（二）操作者准备

手术人员已经完成术前刷手及消毒液泡手并晾干。

五、操作步骤

（一）穿手术衣

　　（1）用手抓取一件折叠规整并暴露领口的手术衣侧面，手不得触及下面剩余的手术衣，远离胸前及手术台和其他人处，然后用双手分别提起手术衣的衣领两端，轻抖开手术衣，有腰带的一面向外，注意勿将衣服外面对向自己或触碰到其他物品。

　　（2）将手术衣略向上抛起，顺势双手同时插入袖筒，手伸向前平举，不可举过肩膀，亦不可低垂至手术衣下缘接触鞋面，巡回护士从身后抓住两侧衣领角向后拉，使双手前伸出袖口，不得用未戴手套的手拉衣袖或接触手术衣其他部位（图1-3）。

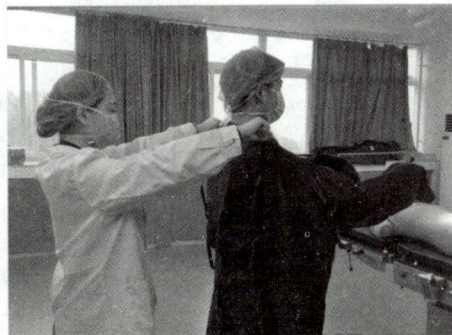

图1-3　穿手术衣示意图

（3）穿上手术衣后，稍弯腰，如果是对开式手术衣则使腰带悬空，两手交叉提起腰带中段（腰带不要交叉），巡回护士在侧后接住手术衣带端头，并在背后系紧衣带，避免接触手术衣的其他部分。穿好对开式手术衣、戴好手套，在等待手术期间，双手拱手置于胸前。双手不可高举过肩、垂肘于腰下或双手交叉放于腋下。如果是包背式手术衣，则穿上手术衣戴无菌手套后自行解开并提起前襟的腰带，将右手的腰带递给已戴好手套的手术人员或由巡回护士用无菌持物钳夹持，自身向左后旋转一周，使腰带及连带的手术衣包背部分包绕术者，穿衣者接住腰带，自行将两根腰带在左侧腰间系结。

（二）脱手术衣

1. 他人帮助脱衣法　在未脱手套前自己双手抱肘，由巡回护士将手术衣肩部向肘部翻转，然后再向手的方向扯脱，如此则手套的腕部就随着翻转于手上。

2. 个人脱手术衣法　在未脱手套前左手抓住手术衣的右肩，自上拉下，使衣袖翻向外，同法拉下左肩手术衣，并脱下全部手术衣同时使衣里外翻，保护手臂及洗手衣裤不被手术衣外部污染，最后将脱下的手术衣置于污衣袋中。

六、相关知识

（1）手术衣的肩部以下、腰部以上、两侧腋中线之间及双上肢为无菌区域。

（2）穿手术衣时，不得用未戴手套的手拉无菌手术衣袖以免污染。

（3）手术中，穿对开式手术衣术者的背后，往往会触及手术器械台以及手术人员相互接触而造成无菌区的污染。包背式手术衣是在对开式手术衣的背部增加了一块三角巾，穿好后可将术者背部包裹，减少手术中污染的机会。

七、穿脱手术衣操作评分标准

穿脱手术衣操作评分标准见表1-3。

表1-3　穿脱手术衣操作评分标准

操作流程	技术要求及分值
穿手术衣（10分） （以对开式手术衣为例）	1. 取无菌手术衣，选择空旷处，双手提起手术衣领并抖开，手术衣内面朝向术者。（3分） 2. 轻抛手术衣，顺势将双手同时插入袖内，将手伸出袖外。（4分） 3. 待巡回护士帮助术者穿衣整理完毕后，术者弯腰提起腰带并交叉腰带向后正确传递。（3分）
脱手术衣（5分） （以个人脱对开式手术衣为例）	1. 待巡回护士帮忙解开后背腰带后，在未脱手套前左手抓住手术衣的右肩，自上拉下，使衣袖翻向外，同法拉下左肩手术衣，并脱下全部手术衣同时使衣里外翻。（3分） 2. 将脱下的手术衣置于污衣袋中。（2分）
提问（3分）	1. 请说出无菌手术衣的无菌区域范围？（1分） 答：手术衣的肩部以下、腰部以上、两侧腋中线之间及双上肢为无菌区域。 2. 包背式手术衣是徒手接巡回护士递来的腰带还是戴套后接巡回护士递来的腰带？（1分） 答：需要戴手套后接巡回护士递来的腰带。 3. 穿好手术衣戴好手套后，双手置于何处？（1分） 答：应将手术搁置于胸前，不可高举过肩，亦不可双手下垂过腰，更不可双手交叉于腋下。
职业素养（2分）	1. 在穿脱手术衣过程中，动作规范，体现出很好的无菌意识。（1分） 2. 仪表端庄，举止大方。（1分）

注：准备时间1分钟，考试时间11分钟。总分：20分。

第四节　戴无菌手套

》》情境导入

情境描述　当你在巡回护士都助下穿好无菌手术衣时，开始戴无菌手套。

讨论　1. 术前应如何正确戴无菌手套？

　　　　2. 如何正确脱手套？

一、目的

隔绝手术人员手部皮肤的细菌，防止细菌对患者手术切口和皮肤的污染。

二、适应证

所有进入手术室参加手术的人员都需要在洗手、穿手术衣后戴无菌手套。

三、禁忌证

（1）选择合适自己手型大小的无菌手术手套，手套过大或者过小均不利于手术操作。

（2）戴无菌手术手套前，术者的手不能接触无菌手套的工作面；戴好无菌手术手套后，手套工作面不能接触术者自身的皮肤。

四、操作前准备

（一）物品准备

已经打开并放置好的大小合适的无菌手术手套。

（二）操作者准备

已经洗手、穿好无菌手术衣。

五、操作步骤

（1）术者取出内层套袋，用左手自手套袋内捏住两只手套手腕部分的翻折部一并取出手套。

（2）先将右手插入右手手套内，除了右手手腕翻折部分不翻折外，戴好右手手套，再用已戴右手手套的右手四指插入左手手套的翻折部并提起左手手套，用左手插入左手手套内，顺势翻折左手手套手腕翻折部分盖住手术衣袖口，再用左手四指插入右手手腕翻折部翻折右手手腕部分，盖住手术衣袖口（图1-4）。

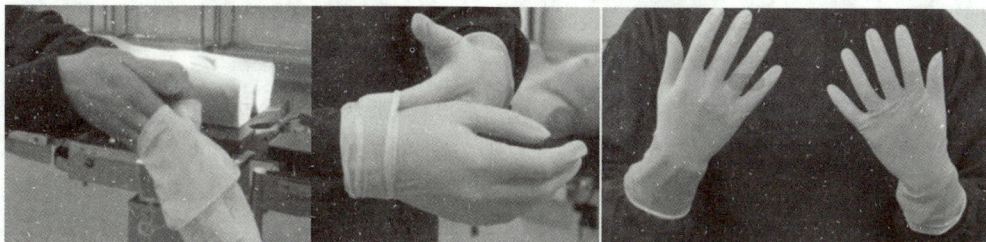

图1-4　手套戴法示意图

（3）整理左右手手套使手套完全贴合双手而没有明显褶皱。

（4）注意事项：①手套外面为无菌区，未戴手套的手不可触及手套外面，已戴手套的手不可接触未戴手套的手及手套的内面。②发现手套破损或不慎被污染，应立即更换。③不可用力强拉手套边缘或手指部分，以免损坏。

六、相关知识

（1）如无菌手术手套工作面有滑石粉，则需要用无菌生理盐水冲洗干净。

（2）手术开始前，可在手术室空旷处将已戴好无菌手术手套的双手置于胸前无菌区域。

（3）脱手套：操作完毕，一手捏住另一手套的外口，将其翻转脱下；脱下手套的手，伸入另一手套的内口，将其翻转脱下；将手套放入医用垃圾袋内处理。

七、戴无菌手术手套评分标准

戴无菌手术手套评分标准见表1-4。

表1-4　戴无菌手术手套操作评分标准

操作流程	技术要求及分值
戴无菌手术手套（16分）	1. 选取与自己手大小合适的无菌手术手套，检查手套保证是否完整，消毒时间是否在有效期内。（2分） 2. 取出内层套袋，打开后用左手一并提起两只套手腕翻折部。（2分） 3. 先将右手插入右手手套内，除了右手手腕翻折部分不翻折外，戴好右手手套。（5分） 4. 再用已戴右手手套的右手四指插入左手手套的翻折部并提起左手手套，用左手插入左手手套内，顺势翻折左手手套手腕翻折部分盖住手术衣袖口，再用左手四指插入右手手腕翻折部翻折右手手腕部分，盖住手术衣袖口。（5分） 5. 整理左右手手套使手套完全贴合双手而没有明显褶皱。（2分）
提问（2分）	1. 戴好无菌手术手套后双手的正确姿势？（1分） 答：双手互握置于胸前无菌区域。 2. 未戴无菌手术手套的手只能接触手套的哪个部分？（1分） 答：无菌手术手套手腕部翻折部位。
职业素养（2分）	1. 在穿脱手术衣过程中，动作规范，体现出很好的无菌意识。（1分） 2. 仪表端庄，举止大方。（1分）

注：准备时间1分钟，考试时间11分钟。总分：20分。

第五节　切开、缝合、结扎、止血

≫ 情境导入

情境描述　患者，男性，因皮脂腺囊肿需要进行切除手术。你作为助手要协助医师完成切开、缝合、结扎、止血操作。

讨论　1. 应如何正确地进行切开、缝合、结扎、止血操作？

2. 皮肤切开时，为什么需要绷紧皮肤？

3. 执笔法常用于哪类切口？较长切口切开时，一般采用什么执刀方法？

4. 常用的单纯缝合法除单纯间断缝合法外，还有哪几种？

5. 当结扎处组织具有一定张力时，可选用哪种结扎方法？

一、切开

（一）目的

用手术刀在组织或器官上造成切口的操作过程。

（二）适应证

外科手术最基本的操作之一。

（三）禁忌证

（1）切开时力求一次切开皮肤全层，切口呈线状，边缘平滑，避免参差不齐。

（2）切开时不可用力过猛，以免误伤皮下深部重要器官。

（四）操作前准备

1. 物品准备　安装好刀片的手术刀柄。

2. 操作者准备　手术区域消毒、铺巾、麻醉，术者消毒无菌准备，预定切口处可用标记笔画线。

（五）操作步骤

（1）皮肤切开：术者左手拇指、示指分开 切口两侧皮肤，右手执手术刀与皮肤垂直入刀切开。

（2）切开时用力均匀，一次切开，水平走刀，垂直出刀。

（3）注意事项：①皮肤切开，垂直入刀，勿斜切。刀尖先垂直刺入皮肤，然后再转至与皮面成45°，均匀切开皮肤及皮下组织，直至预定切口的长度。再将刀转成90°与皮面垂直方向，将刀提出切口。②传递手术刀时，不可将刀刃朝向术者传递，以免刺伤术者。③依据切开部位、切口长短、手术刀片的大小，选择合适的执刀方法。

（六）相关知识

（1）皮下组织宜与皮肤同时切开，并必须保持同一长度。

（2）切口应选择在病变附近，通过最短途径以最佳视野显露病变。

（3）传递手术刀时，递者应握住刀片与刀柄衔接处，背面朝上，将刀柄尾部交给术者。

（4）手术刀执法分为4种，即执弓式、握持式、执笔式、反挑式。执弓式与持小提琴琴弓的方式相同，用于胸腹部较大切口。握持式与持厨刀的方式相同，用于坚韧组织的切开。执笔式与持铅笔方式相同。反挑式是刀刃向上挑开组织，用于浅表脓肿切开（图1-5）。

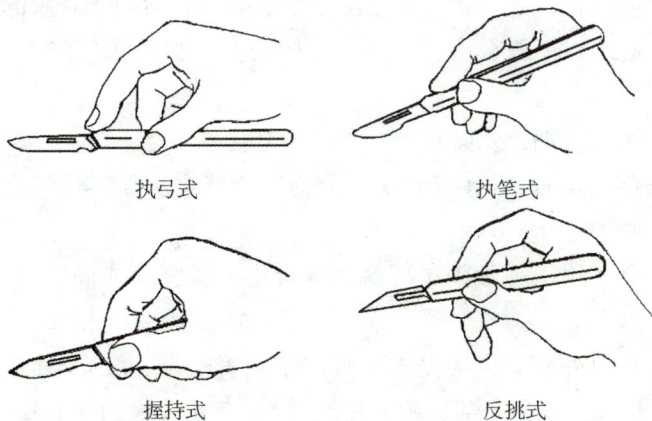

执弓式　　　　　　　　　执笔式

握持式　　　　　　　　　反挑式

图1-5　手术刀执法示意图

二、缝合

（一）目的

维持伤口边缘相互对合以消灭空隙，利于组织愈合。

（二）适应证

手术切口和适宜一期缝合的新鲜创伤伤口。

（三）禁忌证

污染严重或已经化脓的伤口。

（四）操作前准备

1. 物品准备　1号、4号、7号丝线的线轴或线段，中号圆针和大号三角针数枚，无齿镊与有齿镊各一把，持针器一把，线剪一把，各种型号无菌手套若干副。

2. 患者准备　缝合前伤口清创处理完毕，等待缝合。

3. 操作者准备　熟悉常用缝合方法；根据伤口情况现在恰当的缝合方法。

（五）操作步骤

1. 单纯缝合　缝合后切口边缘对合。

（1）单纯间断缝合　常用于皮肤、皮下组织、腹膜及胃肠道等的缝合。

（2）单纯连续缝合　比单纯间断缝合节省时间和材料，亦常用于皮肤、皮下组织、腹膜及胃肠道等的缝合（图1-6）。

a.单纯间断缝合　　　　　　　　　　　　　b.单纯连续缝合

图1-6　单纯间断缝合与单纯连续缝合示意图

（3）"8"字缝合　结扎牢固，相对单纯间断缝合节省时间，常用于腹膜的缝合和结扎止血。

（4）锁边缝合　亦称连续扣锁缝合或毯边缝合，闭合及止血效果较好，常用于胃肠道吻合时后壁全层缝合。

2. 内翻缝合　缝合后切口内翻，外面光滑，常用于胃肠道吻合。

（1）垂直褥式内翻缝合　即Lembert缝合法。分为间断缝合法与连续缝合法两种，常用间断缝合，在胃肠及肠吻合时用于浆肌层缝合。

（2）水平褥式内翻缝合　用于埋藏阑尾残端、缝合小的肠穿孔或固定胃、肠、膀胱、胆囊造瘘等引流管。

3. 外翻缝合　缝合后切口外翻，内面光滑。常用于血管吻合、腹膜缝合、减张缝合等。有时亦用于缝合松弛的皮肤（如老年或经产妇腹部、阴囊皮肤等），防止皮缘内卷，影响愈合。分为间断垂直褥式外翻缝合、间断水平褥式外翻缝合、连续外翻缝合。

4. 注意事项　具体如下。

（1）不同的组织器官有不同的缝合方法，选择适当的缝合方法是做好缝合的前提条件。

（2）缝合切口时应将创缘各层对合好。缝合皮肤皮下时，垂直进针和出针，不宜过深或过浅，过浅或过松将留下无效腔、积血积液，或切口对合不齐，导致伤口感染或裂开，过深或过浅则皮缘易内卷或下陷。以间断缝合为例，一般情况下每针边距0.5~0.6cm，针距1.0~1.2cm，相邻两针间的四点形成正方形为佳。

（3）结扎时以将创缘对拢为宜，不宜过紧或过松。结扎过紧，会造成组织缺血坏死，造成感染或胀肿。结扎过松，遗留无效腔，形成血肿或血清肿，导致感染影响愈合。

（六）相关知识

（1）无论何种缝线（可吸收或不可吸收），均为异物，因此应尽可能选用较细缝线或少用。一般选用线的拉力能胜过组织张力即可。为了减少缝线量，肠线宜用连续缝合，丝线宜用间断缝合。

（2）1号丝线用于皮肤、皮下组织及部分内脏，或用于小血管结扎，4号或7号丝线作较大血管结扎止血，肌肉或肌膜、腹膜缝合时应用。10号丝线仅用于减张性缝合及在结扎未闭的动脉导管时用。5/0、7/0丝线作较小血管及神经吻合用。

（3）剪线原则是体内组织结扎的丝线线头保留2mm，肠线线头保留3~4mm，血管缝线线头保留5~8mm。皮肤缝合的线头应留长，一般为5~8mm，便于以后拆除。

三、结扎

（一）目的

结扎是外科手术中的一项重要而且常用的技术，止血和缝合均需用到，起到固定作用。

（二）适应证

（1）在手术过程中小血管出血需要进行结扎止血，较大血管或重要部位出血时需要缝扎止血。

（2）缝合创口或手术切口时，需要把缝线结扎固定。

（三）禁忌证

大面积损伤不宜用结扎的方法进行止血。

（四）结扎种类

1. 方结　又称平结、缩帆结，是术中主要的打结方式，其特点是结扎线来回交错，第一个单结与第二个单结方向相反，着力均匀，不易滑脱，牢固可靠。常用于较小血管和各种缝合时的结扎，初学者易掌握。

2. 三重结和四重结　在方结基础上再重复第一个单结，共三个结，第二个单结和第三个单结方向相反，加强了结扎线间摩擦力，防止结线松散滑脱，因而牢固可靠，用于较大血管的结扎。重复两个二重结即为四重结，仅在结扎特别重要的大血管时采用。

3. 外科结　打第一个单结时缠绕两次，打第二个单结时仅缠绕一次，其目的是让第一个结圈摩擦力增大，打第二个结时不易滑脱和松动，使结扎更牢固。大血管或有张力缝合后的结扎强调使用外科结。

（五）操作步骤

1. 单手打结法　单手打结法为最常用的一种方法，打结速度较快，节省结扎线，左右手均可打结，方便迅速（图1-7）。

2. 双手打结法　也较常采用，结扎可靠，主要用于深部或组织张力较大的缝合结扎，缺点是作结速度较慢，结扎线需较长。

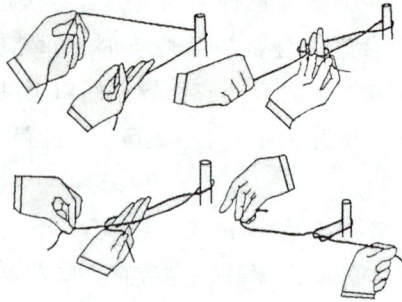

图 1-7　单手打结示意图

3. 器械打结法　用持针钳或血管钳打结，常用于体表小手术或线头短用手打结有困难时。仅术者一人操作，简单易行，节省结扎线，在缝合有张力的组织时，为防止滑脱，可在第一个单结时连续缠绕两次形成外科结。

此外，对深部组织如胸、腹、盆腔的组织结扎，应施行深部打结法，即在完成线的交叉后，左手持住线的一端，右手示指尖逐渐将线结向下推移，再略超过结的中点和左手相对用力，直至线结收紧。

（六）相关知识

（1）无论用何种方法打结，第一个单结和第二个单结的方向不能相同，否则即呈假结，容易滑脱；即使两单结的方向相反，如果两手用力不均匀，只拉紧一根线，即呈滑结。

（2）两手用力要相等，两手用力点及结扎点三点呈一线，不能向上提拉，以免撕脱结扎点造成再出血。打第二个单结时，第一个线结注意不能松脱。

（3）打结时，每一单结均应放平后再拉紧，如果未放平，可将线尾交换位置，忌使之呈锐角，否则，稍一用力即会将线扯断。

（4）结扎时，用力应缓慢均匀。两手的距离不宜离线结处太远，特别是深部打结时，最好是用一手指按线结近处，缓慢拉紧，否则，均易将线扯断或未结扎紧而滑脱。

（5）结扎组织和血管时，应在第一个单结完成后，让助手松开止血钳，打结者再次收紧线结确保可靠后再打第二个单结。

（6）重要的血管和组织需要施行两次以上的结扎。

四、止血

（一）目的

阻止或减缓血液从创口血管流出，减少失血，手术时还可以保持手术区域清晰，便于操作，保证手术顺利进行。

（二）适应证

根据不同的出血情况选择合适的止血方法，如压迫止血法、结扎止血法、电凝止血法、缝合止血法及填塞止血法等。

（三）禁忌证

（1）压迫止血上止血带时，不宜把止血带直接结扎在皮肤上，应先用三角巾、毛巾等做成平整的衬垫缠绕在要结扎止血带的部位，然后再上止血带。

（2）结扎止血带不宜过紧或过松，以停止出血或远端动脉搏动消失为度。结扎过紧，可损伤受压局部，结扎过松，达不到止血目的。

（3）止血带使用时间不宜过久，为防止远端肢体缺血坏死，原则上应尽量缩短使用止血带的时间，一般止血带的使用时间不宜超过 4 小时，每隔 1 小时松解一次，以暂时恢复远端肢体血液供应。

（四）操作前准备

1. 物品准备　无菌辅料、纱布、无菌绷带、三角巾、无菌棉垫、橡皮止血带、短棒、止血钳、丝线。

2. 患者准备

（1）暴露需要止血部位，评估患者出血情况。

（2）操作前沟通，安置好患者体位，确认止血部位，选择合适止血方法。

3. 操作者准备　熟悉止血器械的使用和止血方法的应用。

（五）操作步骤

1. 压迫止血　压迫止血包括指压止血法、加压包扎止血法、填塞止血法、止血带止血法。

（1）指压止血法　抢救者用手指把出血部位近端的动脉血管压在骨骼上，使血管闭塞，血流中断而达到止血的目的，一种快速有效的止血法。止住血后，应根据具体情况换用其他有效止血方法，如填塞止血法、止血带止血法等。这种方法仅是一种临时用于动脉出血的止血方法，不宜长时间采用。

（2）加压包扎止血法　伤口覆盖无菌敷料后，再用纱布、棉花、毛巾、衣服等折叠成相应大小的衬垫，置于无菌敷料上，然后再用绷带或三角巾等加压包扎，以停止出血为度。该法用于小动脉、静脉及毛细血管出血的止血。

（3）填塞止血法　用无菌棉垫、纱布紧紧填塞在伤口内，再用绷带或三角巾等进行加压包扎，松紧以达到止血目的为宜。该法用于中等动脉及大、中静脉损伤出血，或伤口较深、出血严重时止血，还可直接用于不能采用指压止血法或止血带止血法的出血部位。

（4）止血带止血法　主要在四肢较大动脉出血时且其他止血方法不能有效止血时使用。

1）充气止血带　如血压计袖带，其压迫面积大，对受压迫的组织损伤较小，并容易控制压力，放松也方便。

2）橡皮止血带　操作时，在准备结扎止血带的部位加好衬垫，以左手拇指和示、中指拿好止血带的一端，另一手拉紧止血带围绕肢体缠绕一周，压住止血带的一端，然后再缠绕第二周，并将止血带末端用左手示、中指夹紧，向下拉出固定即可。

3）绞紧止血法　将三角巾、绷带、领带、布条等任选其一折叠成条带状，即可当作止血带使用。上止血带的部位加好衬垫后，用止血带缠绕，然后打一活结，再用一短棒的一端插入活结一侧的止血带下，并旋转绞紧至停止出血，再将短棒另一端插入活结套内，将活结拉紧即可。

4）注意事项　①伤口内有碎骨片时，禁用加压包扎法，以免加重损伤。②止血带止血法使用不当可出现肢体缺血、坏死，以及急性肾功能衰竭等严重并发症。

2. 结扎止血　结扎止血包括单纯结扎止血及缝扎止血。

（1）单纯结扎止血　先用止血钳钳夹出血点，后用丝线绕过止血钳下血管和周围少许组织结扎止血。结扎时，持钳者应先抬起钳柄，当结扎者将缝线绕过止血钳后，下落钳柄，将钳头翘起，并转向结扎者的对侧，显露结扎部位，使结扎者方便打结。当第一个单结收紧后应缓慢放开并撤离止血钳，结扎者打第二个单结。遇到重要血管在打好第一个单结后，应在原位稍微放开止血钳，以便第一个单结进一步收紧，然后再夹住血管，打第二个单结。完成这次打结后，结扎者重新取线再一次结扎（图 1-8）。

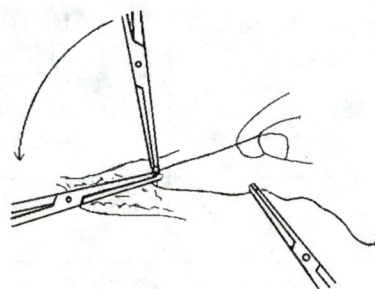

图 1-8　单纯结扎止血示意图

（2）缝扎止血　用于较大血管或重要部位血管出血的止血。先用止血钳钳夹血管及周围少许组织，然后用缝针穿过血管端和组织一并结扎，可行单纯缝扎或8字形缝扎。

（六）相关知识

（1）结扎止血带的部位在伤口的近端（上方）。上肢大动脉出血应结扎在上臂的上1/3处，避免结扎在中1/3处以下的部位，以免损伤桡神经；下肢大动脉出血应结扎在大腿中部。而在实际抢救伤员的工作中，往往把止血带结扎在靠近伤口处的健康部位，有利于最大限度地保存肢体。

（2）松解止血带的同时，仍应用指压止血法，以避免大量失血。止血带松解1~2分钟后，在比原来结扎部位稍低平面重新结扎。松解时，如仍有大出血者或远端肢体已无保留可能，在转运途中可不必再松解止血带。

（3）结扎好止血带后，在明显部位加上标记，注明结扎止血带的时间，尽快运往医院。

（4）解除止血带，应在输血输液和采取其他有效的止血方法后方可进行。如组织已发生明显广泛坏死时，在截肢前不宜松解止血带。

（5）对较大血管应予以缝扎或用三重结进行结扎止血，缝扎止血较单纯结扎止血更牢固。

（6）钳夹止血时必须辨清血管后进行钳夹，不宜钳夹血管以外的过多组织。看不清时可先用纱布压迫，再用止血钳钳夹。尽可能一次夹住，不应盲目乱夹。

（7）对大、中血管的切断，应先分离出一小段，再用两把止血钳夹住血管两侧，中间切断，再分别结扎或缝扎。

（8）撤出止血钳时钳口不宜张开过大，以免撑开或可能带出部分结在钳头上的线结，或牵动结扎线撕断结扎点而造成出血。

（七）切开、缝合、结扎、止血评分标准

切开、缝合、结扎、止血评分标准见表1-5。

表1-5　切开、缝合、结扎、止血操作评分标准

操作流程	技术要求及分值
切开、缝合、结扎、止血（13分）	1. 传递手术刀：递者应握住刀片与刀柄衔接处，背面朝上，将刀柄尾部交给术者。（2分） 2. 切开要点：切开时用力均匀，垂直入刀，一次切开，水平走刀，垂直出刀。（2分） 3. 结扎止血操作要点：先用止血钳钳夹出血点，后用丝线绕过止血钳下血管和周围少许组织结扎止血，当第一个单结收紧后应缓慢放开并撤离止血钳，结扎者打第二个单结。（3分） 4. 打结：单手打结法或器械打结法。（3分） 5. 缝合：单纯间断缝合法。（3分）
提问（5分）	1. 切口选择原则？（1分） 答：临近病变部位，方便显露患处，避开重要组织脏器，兼顾美观。 2. 执刀有几种方法？（1分） 答：4种，分别是执弓式、握持式、执笔式、反挑式。3. 常用的内翻缝合法有哪几种？（1分） 答：垂直褥式内翻缝合法、水平褥式内翻缝合法以及荷包口内翻缝合法。 4. 为什么缝合伤口时不能过浅？（1分） 答：缝合过浅会留下组织间空隙，造成积血、积液，不利于伤口愈合。 5. 术中剪线时线头应保留多长？（1分） 答：一般缝线线头应保留2mm，可吸收缝线保留3~4mm。
职业素养（2分）	1. 在操作过程中，动作规范，体现出很好的无菌意识。（1分） 2. 仪表端庄，举止大方。（1分）

注：准备时间1分钟，考试时间11分钟。总分：20分。

第六节 清创术

>> **情境导入**

情境描述 患者，男性，因交通事故导致颌面部外伤，需要进行清创术。你作为助手要协助医师完成该清创缝合工作。

讨论 1. 应如何正确完成该患者颌面部外伤的清创缝合操作？

2. 清创术的最佳时间？

3. 清创时如何判断组织失去活力？

4. 清创手术中，清理伤口时应尽可能保留哪些组织？

一、目的

是将污染的伤口，经过清洗、切除坏死、失活以及严重污染的组织、清除伤口内异物、制止出血等措施，使之变为清洁伤口，以加速组织修复，为伤口一期愈合创造良好的条件。

二、适应证

适用于开放性创伤清创术应在伤后尽早进行，具备以下条件者应该争取清创后一期缝合。

（1）伤后 6~8 小时以内者。

（2）伤口污染较轻，不超过伤后 12 小时者。

（3）头面部伤口，一般在伤后 24~48 小时以内。

三、禁忌证

（1）患者伤情不明。

（2）患者有休克、重要脏器功能衰竭、内脏活动性出血等严重情况出现时，须先处理上述体征，待体征平稳后再清创。

四、操作前准备

（一）物品准备

消毒清创包、肥皂水、无菌生理盐水、3% 过氧化氢、碘伏或 1∶5000 苯扎溴铵溶液、无菌注射器、2% 利多卡因、绷带、胶布、止血带等。

（二）患者准备

签署手术的知情同意书。了解清创术的目的、方法以及各种并发症，特别是能否一期缝合以及相应的风险，伤后功能及美容的影响等。

（三）操作者准备

检查患者病情，洗手、戴好帽子、口罩、双手戴无菌手套。

五、操作步骤

（1）伤口附近区域皮肤用无菌纱布覆盖，剃去伤口周围的毛发，其范围应距离伤口边缘 5cm 以上，有油污者，用汽油或者乙醚擦除。

（2）手术者手臂消毒，穿手术衣，戴无菌手套。

（3）用无菌纱布覆盖伤口，用肥皂水和无菌毛刷清洗伤口周围的皮肤，然后用无菌生理盐水冲洗3次或以上，直至清洁为止，注意勿使冲洗肥皂水进入伤口内。

（4）术者不摘无菌手套，去除覆盖伤口的无菌纱布，用无菌生理盐水冲洗伤口，并以夹持小纱布的海绵钳轻轻擦拭伤口内的组织，用3%过氧化氢溶液冲洗，待创面出现泡沫后，用无菌生理盐水冲洗干净。擦干伤口内的冲洗液及伤口周围皮肤，检查伤口内有无血凝块及异物，并检查伤口深度，有无合并神经、血管、筋腱及骨骼损伤，在此过程中若发现有较大的出血点应予以止血。如四肢创面有大量出血，可用止血带止血，并记录止血时间，期间用无菌纱布覆盖伤口。

（5）术者脱手套洗手、碘伏消毒皮肤，铺无菌巾。注意，勿使消毒液进入伤口内，必要时伤口周围局部麻醉。

（6）术者、助手再次消毒双手后，戴新无菌手套，用手术剪清除伤口周围不整齐的皮缘1~2mm，失去活力呈灰白色或不出血呈紫色的皮肤应予去除。深筋膜也应当做相应切开，彻底止血，较小渗血可压迫止血，较大出血予以结扎，去净伤口内异物，剪除伤口内失去活力的组织，由浅入深仔细清除，但不应将不该切除的组织一并切除。对于手、面部及关节附近伤口应特别注意。

（7）凡夹捏不收缩，紫黑色不改变或切开不出血的组织都要彻底去除。污染明显且与骨膜分离的小碎骨片可以去除。较大的游离骨片或与组织相连的小骨片可以保留，放回原位，以恢复解剖形态及功能，关节囊内的小游离骨片必须彻底清除，并将关节囊缝合。

（8）不影响伤口血液循环的断裂血管予以结扎。主要血管损伤，清创后需进行动、静脉吻合或修补。

（9）遵循清创缝合原则，完成符合继合要求的伤口，经上述步骤处理的伤口则为清洁伤口，再用无菌盐水冲洗伤口。清理伤口，由深层向浅层按局部的解剖层次进行缝合，避免遗留无效腔，防止形成血肿，缝合时松紧度要适宜，以免影响局部血运。用间断处合法分层缝合皮下组织及皮肤。再次消毒皮肤，覆盖无菌纱布，并妥善包扎固定。

（10）伤口表浅，止血良好，缝合后没有无效腔时，一般不必放置引流物。伤口深，损伤范围大且重，污染重的伤口和无效腔可能存在有血肿形成时，应放置引流物。

（11）注意事项。

①切除污染创面时，应由外向内、由浅入深，并防止切除后的创面污染。

②异物需彻底清除，深筋膜需充分切开，有效解除深层组织张力。

③术后给予破伤风抗毒素或破伤风免疫球蛋白，并根据伤情给予合适的抗菌药物预防感染。

六、相关知识

（1）清创术前需综合评估病情，如有颅脑损伤或胸腹严重损伤，或已有轻微休克迹象者，需及时采取综合治疗措施。如无菌手术手套工作面有滑石粉，则需要用无菌生理盐水冲洗干净。

（2）放置引流物后及时更换敷料，保持引流通畅。引流物在24~48小时后，按分泌物的质与量决定是否取出。

七、清创术评分标准

清创术评分标准见表1-6。

表 1-6　清创术操作评分标准

操作流程	技术要求及分值
清创术（14分）	1. 伤口附近区域皮肤处理。（1分） 2. 手术者手臂消毒，穿手术衣，戴无菌手套。（1分） 3. 清洗、检查伤口。（2分） 4. 皮肤消毒、铺无菌巾。（2分） 5. 清理伤口。（2分） 6. 去除坏死和失去活力的肌肉组织。（2分） 7. 血管损伤的处理。（2分） 8. 缝合伤口。（2分）
提问（4分）	1. 清创时如何判断组织失去活力？（1分） 答：凡夹捏不收缩，紫黑色不改变或切开不出血的组织考虑已经失去活力。 2. 清创时特别要注意哪些组织有无损伤？（1分） 答：要检查血管、神经、肌腱及骨骼有无损伤。 3. 头面部开放性损伤的伤口具备什么条件可以一期缝合？（1分） 答：通常头面部伤口伤后一般在 24～48 小时以内者都应争取一期缝合。 4.. 清创时什么情况下需要放置引流物？（1分） 答：伤口深长，污染严重或损伤时间长的伤口应放置引流物。
职业素养（2分）	1. 在清创术过程中，动作规范，体现出很好的无菌意识。（1分） 2. 仪表端庄，举止大方。（1分）

注：准备时间 1 分钟，考试时间 11 分钟。总分：20 分。

第七节　脓肿切开引流术

>> 情境导入

情境描述　患者，女性，因急性乳腺炎导致左侧乳房下方乳腺脓肿，已有明显波动感，B超提示局部有脓肿形成。你作为助手要协助医师完成该脓肿的切开引流术。

讨论　1. 该如何正确地完成该脓肿的切开引流操作？

2. 脓肿切开原则是什么？

3. 脓肿切开术时由于原本就有很多脓液，因此并不需要执行无菌原则，对吗？为什么？

一、目的

引流感染形成的脓液，以促使感染区域的炎症消退及伤口愈合。

二、适应证

急性化脓性感染已局限，形成脓肿。

（1）表浅脓肿，表面有波动感。

（2）深部脓肿，诊断性穿刺可抽吸出脓液或 B 超提示局部有脓肿形成者。

三、禁忌证

（1）感染区域脓肿未形成者。

（2）脓肿范围不明确者需首先通过检查明确脓肿的范围。

四、操作前准备

（一）物品准备

无菌手术包、3%过氧化氢、碘伏或1∶50000苯扎溴铵溶液、无菌注射器、2%利多卡因溶液、纱布、胶布等。

（二）患者准备

签署手术的知情同意书。了解脓肿切开引流术目的、方法以及各种并发症，特别是术后换药和伤口的愈合过程等。

（三）操作者准备

检查患者病情，对患者患病部位行B超、CT或者诊断性穿刺等检查，明确脓肿形成以及确定脓肿部位。如果患者病情危重、全身中毒症状明显者，应给予有效抗生素治疗，注意纠正患者水、电解质和酸碱失衡，为手术安全创造条件。

五、操作步骤

（1）戴帽子、口罩，术者手臂消毒。

（2）根据脓肿部位取患者舒适体位。

（3）麻醉选择。

1）浅表脓肿可采用利多卡因局部浸润麻醉，但要注意注射药物时应从远处向脓腔附近推进，避免针头接触感染区域。

2）深部或较大脓肿则宜采用静脉麻醉。

（4）对切开引流部的皮肤区域常规消毒，铺盖无菌洞巾。

（5）于脓肿中央波动感最明显处，用尖刀作适当的刺入，然后用刀向上反挑切一小切口，即可排出脓液。注射器抽取脓液放置于培养管内待检验。以手指伸入脓腔，探查其大小、位置以及形状，据此考虑延长切口。脓腔内有纤维隔膜将其分隔为多个小房者，应用手指钝性分离，使之变为单一大脓腔，以利引流。放置引流物。术中切忌动作粗暴而损伤血管导致大出血或挤压脓肿。

（6）软组织深部脓肿，切开皮肤、筋膜后，用紧闭的血管钳插入脓腔，然后将血管钳的尖端缓慢张开，也可先行穿刺抽脓液，并以穿刺针为引导，切开脓腔，弄清脓腔局部解剖关系，再扩大切口，最后生理盐水冲洗脓腔至清亮液体流出，放置引流物。

（7）注意事项。

①引流物不应填塞过紧，以防引流不畅。

②脓肿切开引流应遵循无菌操作原则，防止混合感染。

③穿刺或切开引流，均应取部分脓液作细菌培养和药敏试验。

④填入脓腔的凡士林纱布的块数要准确记录在手术记录中，术后换药时需要全部取出。

如脓腔较大，可以将凡士林纱布连接在一起，以防有个别凡士林纱布遗漏在脓腔内。填入的凡士林纱布应在24~48小时后取出，换置纱布或纱条引流。

六、相关知识

（1）浅表脓肿切口应在波动最明显处，深部脓肿切开引流前应先行穿刺抽脓，并应以穿刺抽出脓液的针为引导切开脓肿。

（2）切开的切口要足够大，要考虑患者站立及平卧的姿势，尽量取最低部位便于引流。不作经关节区的纵行切口，以免瘢痕挛缩，影响关节运动功能。

七、切开引流术评分标准

切开引流术评分标准见表1-7。

表1-7 切开引流术操作评分标准

操作流程	技术要求及分值
切开引流术（13分）	1. 核对患者姓名，协助患者摆好体位，暴露手术区域。（1分） 2. 手术者洗手，手臂消毒，消毒患者手术区域皮肤，铺巾，穿手术衣，戴无菌手套。（1分） 3. 核对麻药，浸润麻醉，切开脓肿，抽取脓液待检。（4分） 4. 排尽脓液，探查脓腔，生理盐水冲洗脓腔，放置引流物。（4分） 5. 无菌敷料覆盖，胶布固定，协助患者恢复体位，整理衣物，交代注意事项，垃圾分类放置。（3分）
提问（4分）	1. 如何判断深部感染时脓肿已经形成？（1分） 答：穿刺抽出脓液或影像学检查发现脓肿形成。 2. 脓肿切开术时由于原本就有很多脓液，因此并不需要执行无菌原则，对吗？为什么？（1分） 答：不对，仍然需要执行无菌操作原则，为了避免混合感染。 3. 为什么脓肿切开引流时要记录填塞的凡士林纱布块数？（1分） 答：为了防止换药时遗漏凡士林纱布在脓腔内，使创面难以愈合。 4. 脓肿切开原则是什么？（1分） 答：切口要足够大，要考虑患者站立及仰卧时的最低位引流。
职业素养（2分）	1. 在切开引流过程中，动作规范，体现出很好的无菌意识。（1分） 2. 仪表端庄，举止大方。（1分）

注：准备时间1分钟，考试时间11分钟。总分：19分。

第八节　体表肿物切除术

>> 情境导入

情境描述　患者，男性，因背部皮脂腺囊肿需要手术切除。你作为助手要协助医师完成该皮脂腺囊肿的切除术。

讨论　1. 该如何正确地完成该皮脂腺囊肿切除术的操作？

2. 囊肿切除操作过程中需要注意什么？

3. 体表肿物切除一般采用何种切口？

一、目的

（1）诊断作用　了解体表肿物的性质。

（2）治疗作用　切除肿瘤以解除肿瘤引起的局部压迫症状或不适。

二、适应证

全身各部位的体表肿物，如皮脂腺囊肿、表皮样囊肿、皮样囊肿、腱鞘囊肿等，以及一些体表良性肿瘤、表浅血管瘤等。

三、禁忌证

（1）全身出血性疾病者。

（2）肿物合并周围皮肤感染情况者。

四、操作前准备

（一）物品准备

（1）切开缝合包：包括治疗碗、无菌杯、洞巾、消毒巾、布巾钳、圆刀片、刀柄、小止血钳、组织钳、有齿镊、组织钳、有齿镊、组织剪、3/0 丝线、4/0 丝线、中圆针、三角针、持针器、纱布、弯盘等。

（2）消毒用 0.5% 碘伏，麻醉用 2% 利多卡因 10ml 或 1% 普鲁卡因 10ml，注射器，注射用生理盐水、盛有甲醛溶液的标本瓶 1 个，抢救车 1 辆，无菌手套 2 副，胶布。

（二）患者准备

测量生命体征，评估全身状况。了解操作目的及过程，知道可能的风险，签署知情同意书。术前清洗局部，剪去毛发，局部若有油脂类药物时可用松节油轻轻擦去。

（三）操作者准备

核对患者信息，掌握体表肿物切除操作相关知识，并发症的诊断和处理方法。了解患者病情，操作目的及术前辅助检查情况。协助患者体位摆放，操作者戴帽子、口罩。

五、操作步骤

1. 消毒铺巾

（1）准备　术者手术洗手，在消毒小杯内放入数个棉球或纱布，助手协助，倒入适量 0.5% 碘伏。

（2）消毒　使用 0.5% 碘伏消毒手术区域两遍（手术切口周围 30cm 范围，由内向外）。

（3）铺巾　术者再次手术洗手，穿手术衣，戴无菌手套，铺无菌洞巾，洞巾中心对准操作区域。

2. 麻醉　沿表浅肿物周围，使用 2% 利多卡因作局部浸润麻醉，皮肤切口线可加用皮内麻醉。

3. 切除肿物

（1）根据肿物大小不同而采用梭形或纵行切口（应平行于皮纹方向，避开关节、血管等部位）。

（2）切开皮肤后，用组织钳将一侧皮缘提起，用剪刀沿肿物或囊肿包膜外做钝性或锐性分离。

（3）按相同方法分离肿物的另一侧及基底部，直到肿物完全摘除。对于囊肿而言，若分离时不慎剥破囊肿，应先用纱布擦去其内容物，然后继续将囊肿完全摘除。如果是腱鞘囊肿，需将囊肿连同其茎部的病变组织以及周围部分正常的腱鞘与韧带彻底切除，以减少复发机会。

4. 缝合切口　一般不放置引流物，根据肿瘤部位，多于术后 5~7 天拆线。

5. 标本处理　记录肿物的位置外形、大小、硬度、性质及与周围组织的毗邻关系等；若为囊肿，还需描述囊壁及囊内容物情况。将标本置于甲醛溶液标本瓶中，送病理检查。

六、相关知识

（1）若病理检查为恶性，需再次手术扩大切除范围，或行相关后期治疗。

（2）合并感染的体表肿物（如皮脂腺囊肿），术后易发生切口感染，可考虑术中引流（如橡皮片引流）。

（3）若皮脂腺囊肿术中破裂，极易复发。

七、体表肿物切除术评分标准

体表肿物切除术评分标准见表1-8。

表1-8　体表肿物切除术操作评分标准

操作流程	技术要求及分值
切开引流术（15分）	1. 准备和消毒：术者手术洗手，0.5%碘伏消毒手术区域两遍。（2分） 2. 术者再次手术洗手，穿手术衣，戴无菌手套，铺无菌洞巾。（4分） 3. 沿表浅肿物周围，使用2%利多卡因作局部浸润麻醉。（6分） 4. 切开摘除肿物，缝合切口，标本处理。（3分）
提问（3分）	1. 囊肿切除操作过程中需要注意什么？（1分） 答：避免囊肿破裂，注意完整切除。 2. 体表肿物切除一般采用何种切口？（1分） 答：平行于皮纹方向的梭形或纵形切口，避开关节和血管部位。 3. 能否使用电刀切开皮肤？为什么？（1分） 答：不推荐。因为电刀造成的损伤，会使小血管凝固而导致皮肤缺血坏死或影响愈合，同时也增加切口疤痕。
职业素养（2分）	1. 在体表肿物切除过程中，动作规范，体现出很好的无菌意识。（1分） 2. 仪表端庄，举止大方。（1分）

注：准备时间1分钟，考试时间11分钟。总分：20分。

第九节　换　药

》》 **情境导入**

情境描述　患者，男性，急性阑尾炎术后3天，切口处需要换药。

讨论　1. 该如何正确地完成该换药的操作？

2. 手术切口一般分为几类？

3. 肥胖患者手术后出现渗液，可能原因是什么？

一、目的

外科换药是指包括检查伤口、处理创面、更换敷料以及包扎的一系列临床操作过程，是观察组织、干预和促进组织愈合的重要外科诊疗手段。其目的是检查伤口，清除伤口分泌物，去除伤口内异物和坏死组织，通畅引流，控制感染，促进伤口早日愈合。

二、适应证

（1）术后的闭合性伤口（缝合伤口）换药。
（2）开放性伤口换药。

三、禁忌证

没有到达换药时间的伤口及无法很好配合换药的患者。

四、操作前准备

(一)物品准备

换药包,包内备有治疗碗2个,镊子2把(或血管钳2把)。碘伏、生理盐水棉球、纱布、胶布、棉签等。

(二)患者准备

患者应采取最舒服且伤口暴露最好的体位,避免着凉。

(三)操作者准备

告知患者换药的目的,如发现患者疼痛较重,可适当给予镇痛或镇静药物以减缓患者的恐惧及不安情绪。

五、操作步骤

(1)戴帽子、口罩,术者洗手、消毒。

(2)闭合伤口(缝合伤口)换药。

①一般在术后第2天或第3天更换第一次敷料。

②用手移去外层胶布及敷料,将不洁敷料内面向上,放在弯盘内。如伤口内部还有敷料或纱条等引流物,需要镊子夹出。

③一把镊子直接接触伤口,另外一把镊子用于传递换药碗中清洁物品。

④观察伤口处有无渗出物或皮肤红肿。若有伤口并发症等问题应及时作出处理。

⑤碘伏棉球由内向外消毒伤口及周围皮肤,沿切口方向,范围距切口3~5cm,擦拭2~3遍。

⑥用无菌纱布遮盖伤口,距离切口边缘3cm以上,下层纱布光滑面向下,上层纱布光滑面向上,一般8~12层纱布,贴胶布固定敷料,胶布方向应与躯体运动方向垂直。

⑦告知患者换药结束,给予适当衣物整理,遮挡暴露躯体部分。

⑧丢弃敷料于指定医疗废物区域。

(3)开放伤口换药。

1)新鲜肉芽伤口:肉芽粉红,颗粒状,触之易出血为新鲜肉芽。如果新鲜肉芽比较平坦,用无菌盐水棉球拭去伤口渗液后,盖以凡士林纱布。一般2~3天换药次。

2)肉芽过度生长伤口:如发现肉芽色泽鲜红表面呈粗大颗粒状,边缘高于创缘,可将其剪除,再将盐水棉球拭干,压迫止血。

3)水肿肉芽伤口:如果肉芽水肿发亮,可用3%~5%的高渗盐水湿敷。

4)感染肉芽伤口:充分引流及清除异物。处理后此类创面宜用抗菌药物溶液湿敷以控制感染以减少分泌物。每天换药2次,对于有较深脓腔或窦道的伤口,可用生理盐水棉球进行擦洗,伤口内应适当放置引流物(纱条)。

5)慢性老化肉芽:此类创面由于局部循环不良、营养障碍、切面早期处理不当或由于特异性感染等原因,使创面长期不愈合。处理此类创面时,首先找出原因,改善全身状况,局部应适当清创。

(4)注意事项。

1)感染肉芽伤口可根据创面培养的细菌药敏情况,选用敏感的抗生素。

2)慢性老化肉芽伤口关键在于清除异物,暴露新鲜组织,可适当应用促进肉芽生长的药物,促进肉芽生长。

六、相关知识

（1）肉芽过度生长伤口也可用10%～20%的硝酸银液烧灼，再用等渗盐水擦拭。

（2）感染肉芽伤口湿敷药物可用1∶5000呋喃西林或新霉素溶液等。

七、换药操作评分标准

换药操作评分标准见表1-9。

表1-9　换药操作评分标准

操作流程	技术要求及分值
换药（13分）	1. 核对患者姓名，协助患者摆好体位，暴露换药区域。（1分） 2. 手术者洗手，消毒，揭去外层敷料。（2分） 3. 观察伤口，了解渗出，清理伤口，双手执镊子操作。（3分） 4. 覆盖伤口，固定敷料。（4分） 5. 协助患者恢复体位，整理衣物，交代注意事项，垃圾分类放置。（3分）
提问（5分）	1. 多个换药的操作顺序？（1分） 答：先无菌，后感染；先缝合，后开放；先感染轻，后感染重；先一般，后特殊。 2. 渗出物该如何描述？（1分） 答：颜色、量、气味、浑浊程度。 3. 手术切口分为几类？（1分） 答：手术切口分为三类：Ⅰ类切口为清洁切口、Ⅱ类切口为可能污染切口和Ⅲ类切口为污染切口。 4. 肥胖患者手术后出现渗液，可能原因是什么？（1分） 答：可能是切口感染或脂肪液化。 5. 若创面肉芽出现水肿，需用3%～5%盐水湿敷，为什么？（1分） 答：3%～5%的盐水是高渗盐水，利用高渗盐水湿敷，可以减轻肉芽水肿。
职业素养（2分）	1. 在换药过程中，动作规范，体现出很好的无菌意识。（1分） 2. 仪表端庄，举止大方。（1分）

注：准备时间1分钟，考试时间11分钟。总分：20分。

第十节　拆　线

≫ 情境导入

情境描述　患者，男性，腹部手术术后7天需要拆线。你作为助手在医师指导下为患者拆线。

讨论　1. 该如何正确地完成拆线操作？

　　　　2. 拆线时为什么要提起线结，剪断新露出的缝线段？

一、目的

拆线是指皮肤切口缝线的剪除。在伤口愈合良好时尽早去除保持皮肤张力的线结，保证伤口的良好愈合。

二、适应证

（1）正常手术切口，已到拆线时间，切口愈合良好，局部及全身无异常表现。

（2）伤口术后有红、肿、热、痛等明显感染者，应提前拆线。

三、禁忌证

老年人、糖尿病、贫血、低蛋白血症、肝功能不全、腹水以及应用糖皮质激素、免疫抑制剂等切口愈合较慢，不宜过早拆线。

四、操作前准备

（一）物品准备

拆线包，内含治疗碗（盘）2个，有齿、无齿镊各1把或止血钳2把，拆线剪刀1把。

（二）患者准备

了解拆线伤口情况，对拆线过程可能出现的状况做出评价。

（三）操作者准备

核对患者信息，告知患者拆线的目的、操作过程及可能出现的状况，协助患者体位摆放舒适。

五、操作步骤

（1）用碘伏棉球从内向外消毒伤口、缝线、针眼及周围的皮肤，范围3~5cm。

（2）当证实伤口已经愈合成牢固的黏合（可扪及伤口处有一道硬脊），此时方可拆线。

（3）拆线时，左手用镊子轻轻提起线结，使原来在皮下的一小部分缝线露出，然后右手持线剪，贴着皮肤将露出的缝线段给予剪断。这样在抽线时，可避免原来在皮肤表面的缝线部分进入皮内而可能把细菌带入。

（4）线被剪断后，左手持镊将缝线抽出，抽线的方向只能是朝向剪断缝线的一侧，注意动作轻柔（图1-9）。

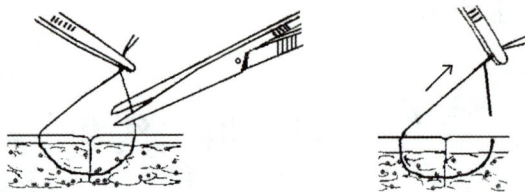

图1-9　拆线

（5）拆线后重新消毒伤口一次，然后用纱布覆盖，胶布固定。

（6）注意事项。

①凡接触伤口的物品，均须无菌，防止污染及交叉感染。

②拆线后伤口24小时内避免沾水。

③拆线后6~8周内避免剧烈活动。

六、相关知识

（1）蝶形胶布可用于伤口愈合不良、裂开的固定及包扎，须酒精灯火焰消毒后使用。

（2）对于切口长、局部张力高、患者营养差以及其他有不利于伤口愈合因素的患者，可先拆一半缝线，余下在1~2天后拆除。

（3）拆线知识：一般来说，头颈部切口术后3~5天；腋下、下腹部、会阴部切口术后5~7天；上腹部、胸部和臀部切口术后7~10天；背部、四肢关节处切口术后10~14天。减张缝线术后14天。

七、拆线评分标准

拆线评分标准见表 1-10。

表 1-10 拆线操作评分标准

操作流程	技术要求及分值
拆线（15分）	1. 去除切口敷料，外层用手除去，内层用镊子。（2分） 2. 消毒切口：取下切口上的敷料，用碘伏由内至外消毒切口，后一次消毒范围不应超出前一次范围。（4分） 3. 剪线：用镊子夹起线头，提起，拉出皮内线段至针眼外 1~2mm，将线剪插入线结下空隙，紧贴针眼，剪断缝线。（3分） 4. 拉线：将皮外缝线向剪断一侧拉出。（4分） 5. 覆盖：碘伏棉球擦拭一次，覆盖敷料，胶布固定。（2分）
提问（3分）	1. 拆线的早晚如何确定？（1分） 答：切口部位以及各部位血液循环情况；切口的张力；全身一般情况、营养状况；年龄。 2. 拆线时为什么要提起线结，剪断新露出的缝线段？（1分） 答：皮肤表面的缝线可能有细菌污染，这样抽线时可避免细菌污染线道。 3. 腹部手术正常情况下应该术后第几天拆线？（1分） 答：应该在术后 6~7 天拆线。
职业素养（2分）	1. 在拆线过程中，动作规范，体现出很好的无菌意识。（1分） 2. 仪表端庄，举止大方。（1分）

注：准备时间 1 分钟，考试时间 11 分钟。总分：20 分。

第十一节 局部封闭术

》 情境导入

情境描述 患者，女性，41 岁。自诉肘部疼痛，体检：右侧肘关节无红肿，内侧压痛，抗阻力旋前和屈腕疼痛加重，伸肌腱牵拉试验（Mills 征）阳性。拟诊"肱骨内上髁炎"，行局部封闭术治疗。

讨论 1. 局部封闭术常用药物及剂量？
2. 激素注射后可发生哪些改变？

一、目的

（1）消炎止痛。不仅可以起到早期止痛的目的，减少形成顽固性难治性疼痛的可能性，还可能协助医师判断疼痛产生的原因和部位。
（2）诊断性治疗。
（3）软化纤维瘢痕组织。
（4）降低局部创伤免疫反应。

二、适应证

1. 慢性劳损性疾病 如腰肌筋膜炎、跟痛症、滑囊炎等。
2. 急性损伤性疾病 如急性腰扭伤、软组织扭伤和挫伤、创伤性滑膜炎等。
3. 骨-纤维管室压迫综合征 如弹响指、桡骨茎突部狭窄性腱鞘炎、腕管综合征等。
4. 退行性变疾病 如腰椎间盘突出症、骨关节炎等。
5. 其他疾病 如尾骨痛等。

三、禁忌证

（1）患者拒绝接受封闭或对封闭异常担心。

（2）穿刺部位或邻近皮肤有局部感染。

（3）怀疑局部疼痛可能与局部感染有关。

（4）痛点处或痛点邻近处的片提示有骨或软组织病理性病变，如骨肿瘤。

（5）有正在治疗中的全身慢性感染，如结核病。

（6）患者的凝血功能异常。

（7）有消化道反复出血史，特别是近期有消化道出血者。

（8）有严重的高血压或糖尿病。

（9）患者不能使用激素或对激素、麻醉药物过敏。

四、操作前准备

（一）物品准备

治疗车：车上载有以下物品。

（1）消毒用品　2% 碘酊，75% 乙醇，或安尔碘。

（2）药品　麻醉药物（常用为利多卡因，或罗哌卡因），含或不含有糖皮质激素（常用为复方倍他米松 0.5 ~ 1ml，或曲安奈德 0.5 ~ 1ml）。

（3）其他　5ml 注射器 1 个，20ml 注射器 1 个，输液贴 1 个，无菌棉签若干。

（二）患者准备

（1）向患者解释此项操作的目的，操作过程，可能的风险。

（2）告知需要配合的事项（操作过程中注意避免剧烈活动，保持体位，如有头晕、心悸、气促等不适及时报告）。

注意：操作前沟通、确认知情同意很重要，应使患者知晓封闭治疗并不能解决所有症状。

（三）操作者准备

操作者洗手，摆好患者体位，打开需要用的药品。

五、操作步骤

1. 体位　充分暴露穿刺点即可。

2. 穿刺点选择　应仔细寻找压痛点，要求找到压之最疼痛一点，然后估计进针的深度熟悉，进针点下方的解剖，有没有重要的神经血管经过。如系肌肉起止点处的疼痛，如网球肘，高尔夫球肘针尖必须抵到肱骨外上髁或内髁，但不是在外上髁或内髁的顶点，那里的皮肤很薄，很容易造成皮肤萎缩。如果压痛点偏内髁内侧，进针时就应该想到周围的重要结构如肱动脉、静脉和正中神经，切不可损伤它们。如系神经卡压，该神经如紧贴骨骼，针尖必须抵到骨，比如上臂桡神经卡压，针尖必须抵到肱骨。

3. 消毒　严格执行无菌技术，消毒部位用碘酊、乙醇或安尔碘消毒 2 ~ 3 遍。

4. 抽药　抽药前一定核对药物的有效期和浓度。

5. 注射　从合适部位进针，到达应该到达的部位后（如骨膜处，腱鞘内等），回抽药物，确定针头不在血管内后再推药。

6. 拔针　拔针后注射点用无菌敷贴覆盖。

7. 术后 在任何部位做局部封闭术后，都应该让患者休息并观察 10 ~ 15 分钟，注意部分患者可能出现头晕、头昏、步态不稳的情况。

六、相关知识

1. 麻醉剂 常用有罗哌卡因和利多卡因。罗哌卡因常用浓度为 0.5% 溶液，利多卡因用于神经阻滞常用浓度为 1% ~ 2%。局部用药时复方倍他米松每次用量 0.2 ~ 1ml，同时加麻醉剂 1 ~ 2ml。曲安奈德局部封闭时每处 20 ~ 30mg，每次用量不超过 40mg，使用时可添加局麻药（同复方倍他米松）。但因为局部封闭可以用于全身多处部位，随具体部位不同剂量有所不同。

2. 注意事项

（1）不可注射到皮下，更不能注入皮内，以免造成皮肤发白、变薄。如患者皮下脂肪很少则应从组织肥厚一些的部位进针。

（2）不要从皮肤十分厚而坚韧的部位进针，如局部封闭跟骨骨刺引起的疼痛，可从跟内侧皮肤较薄处对准痛点进针，到位后再注入药物，效果会更好。

（3）不要注入肌腱内，因为激素有软化纤维组织的作用，可能造成肌腱断裂。

3. 常见并发症

（1）局部难以治愈的感染，软化纤维组织的作用导致肌腱断裂甚至跟腱断裂，皮肤皮下脂肪组织明显萎缩、发白等。感染可能导致肢体的残疾，感染可沿腱鞘或组织间隙蔓延，治疗不及时可能累及骨与关节，甚至不得不截肢。

（2）激素注射后可发生如下改变：减少发炎部位免疫细胞数目，减少血管扩张，稳定溶酶体膜，抑制巨噬细胞的吞噬作用，减少前列腺素及相关物质生成。应该注意到凡是激素可能发生的副作用，局部封闭时都可能发生，如骨质疏松，股骨头无菌性坏死等。只是局部封闭时用激素的量小，间隔时间长，单位时间起作用的激素量更小，可能发生激素副作用的概率小而已。因此不可频繁注射。

（3）局部封闭所用的局部麻药，注射后都可能产生头晕、头昏、步态不稳的情况，注射点愈近头部就愈易发生。这是局部麻药被吸收后可能全身小血管扩张造成的，因此局部封闭后要求患者休息并观察 15 ~ 20 分钟。

（4）注射时万不可将药物直接注入神经干内，这将造成患者剧烈的麻痛，接着是该神经干支配区的感觉麻痹，运动丧失，极少数患者可能发生不可逆的神经损伤。所以如果患者在穿刺中感麻痛，应立即改变穿刺方向，切不可将药物注入神经干内。

（5）邻近脏器的损伤，如在胸背部做局部封闭造成张力性气胸，膝部注射导致膝关节内血肿等，所以要想到穿刺点下方的脏器和可能发生的危险以避免。

七、局部封闭术操作评分标准

局部封闭术操作评分标准见表 1 - 11。

表 1 - 11 局部封闭术操作评分标准

操作流程	技术要求及分值
操作前准备（4 分）	1. 向患者解释此项操作的目的，操作过程，可能的风险。（1 分） 2. 告知需要配合的事项（操作过程中注意避免剧烈活动，保持体位，如有头晕、心悸、气促等不适及时报告）。（2 分） 3. 七步洗手法进行手部消毒，戴口罩，备齐用物。（1 分）

续表

操作流程	技术要求及分值
操作步骤（12分）	1. 体位：充分暴露穿刺点。（1分） 2. 穿刺点选择：应仔细寻找压痛点，要求找到压之最疼痛一点，然后估计进针的深度。（2分） 3. 消毒：严格执行无菌技术，消毒部位用碘酊、乙醇或安尔碘消毒2~3遍。（2分） 4. 抽药前一定核对药物的有效期和浓度。（2分） 5. 注射：从合适部位进针，到达应该到达的部位后（如骨膜处，腱鞘内等），回抽药物，确定针头不在血管内后再推药。（2分） 6. 拔针后注射点用无菌敷贴覆盖。（1分） 7. 在任何部位做局部封闭后，都应该让患者休息并观察10~15分钟。（2分）
提问（2分）	1. 局部封闭常用药物及剂量？（1分） 答：常用有罗哌卡因和利多卡因。罗哌卡因常用浓度为0.5%溶液，利多卡因用于神经阻滞常用浓度为1%~2%。局部用药时复方倍他米松每次用量0.2~1ml，同时加麻醉剂1~2ml。曲安奈德局部封闭时每处20~30mg，每次用量不超过40mg，使用时可添加局麻药（同复方倍他米松）。 2. 激素注射后可发生哪些改变？（1分） 答：减少发炎部位免疫细胞数目，减少血管扩张，稳定溶酶体膜，抑制巨噬细胞的吞噬作用，减少前列腺素及相关物质生成。应该注意到凡是激素可能发生的副作用，局部封闭时都可能发生，如骨质疏松，股骨头无菌性坏死等。只是局部封闭时用激素的量小，间隔时间长，单位时间起作用的激素量更小，可能发生激素副作用的概率小而已。因此不可频繁注射。
职业素养（2分）	1. 在操作过程中，动作规范，体现出爱伤意识。（1分） 2. 着装整洁，仪表端庄，举止大方。（1分）

注：准备时间1分钟，考试时间11分钟。总分：20分。

第十二节　骨折手法复位术

》》 情境导入

情境描述　患者，男，15岁。跌伤致右前臂疼痛、畸形、活动受限3小时入院。X线示：右侧尺桡骨闭合性骨折。拟行手法复位术。

讨论　1. 骨折手法复位术的基本原则？
　　　　2. 骨折手法复位的方法？

一、目的

骨折手法复位术是利用力学的三点固定原则和杠杆的原理，整复骨折端。通过操作者的手法技术操作使移位的骨折段获得解剖或功能复位。

二、适应证

（1）新鲜的闭合骨折。
（2）稳定和易于外固定的骨折。

三、禁忌证

（1）开放性骨折。
（2）肢体高度肿胀难以复位及固定。
（3）骨折并发重要的血管、神经损伤。
（4）关节内骨折。

（5）整复后不易维持复位的不稳定骨折。

（6）患者无法配合麻醉和（或）操作。

四、操作前准备

（一）物品准备

治疗车。消毒用品：1% 碘酊、75% 乙醇。局麻药：2% 利多卡因 10ml。其他：无菌手套、消毒棉签、10ml 的无菌注射器。座椅或检查床。

（二）患者准备

（1）测量患者的生命体征，评估患者的一般情况。

（2）向患者说明手法复位的优点和缺点，告知患者手法复位可能失败，并由患者自己选择是否接受手法复位。

（3）向患者解释手法复位的具体步骤，告知患者在操作过程中应配合的事项（如充分放松患肢肌肉、如有不适随时告知术者）。

（4）确认患者既往无麻醉药物过敏史。

（三）操作者准备

（1）需要 2 人或多人操作。

注意：需 1～2 名助手施以对抗牵引。

（2）术者仔细观阅患者的影像学资料，明确骨折的部位、移位情况、是否稳定等特征。

注意：术前仔细阅片是正确判断骨折情况和成功复位的关键。

（3）术者熟练掌握骨折手术复位的相关技术，对于术中出现的并发症及复位失败等情况可以妥善处理。

（4）术者洗手，佩戴帽子和无菌手套；助手协助患者摆放体位并显露出骨折部位。

五、操作步骤

1. 体位 根据具体的骨折部位和需要进行的手法复位操作而采取不同的体位。以常见的桡骨远端骨折为例，患者取直立坐位，患肢外展。

2. 消毒 用 1% 碘酊，以骨折部位的血肿进针点为中心，向周边环形扩展，以 75% 乙醇脱碘 2 次。

3. 麻醉 以 10ml 无菌注射器吸入 2% 利多卡因 10ml，取骨折部位肿胀最明显处进针，回抽见瘀血后将利多卡因注射入血肿内，等待 5～10 分钟。

注意：需待麻醉生效后方可操作，不可过急。

4. 肌松弛位 将患肢各关节置于肌松弛的体位，以减少肌肉对骨折段的牵拉。

5. 对准方向 将远端骨折段对准近端骨折段所指的方向。

6. 拔伸牵引 对骨折段施以适当的牵引力和对抗牵引力。在患肢远端，沿其纵轴牵引，矫正骨折移位。牵引时必须同时施以对抗牵引以稳定近端骨折段。根据骨折移位情况施以不同的拔伸手法以矫正短缩、成角和旋转移位。

7. 手摸心会 术者参考影像学资料所示的移位，用双手触摸骨折部位，体会骨折局部情况，并决定复位手法。

8. 反折、回旋 反折手法用于具有较锐尖齿的横行骨折，术者两拇指抵压于突出的骨折端，其余两手各指环抱下陷的另一骨折端，先加大其原有成角，两拇指再用力下压突出的骨折端，待两拇指感到两断端已在同一平面时，即可反折伸直，使两断端对正。回旋手法用于有背向移位、也称背靠背的斜行骨折（即两骨折而因旋转移位而反叠），先判断发生背向移位的旋转途径，然后以回旋手法循原途径回旋复位。

9. 端提、捺正 端提手法用于矫正前臂骨折的背、掌侧方移位，术者在持续手力牵引下，两拇指压住突出的骨折远端，其余各指握住骨折近端向上提拉。捺正手法用于矫正前臂骨折的内、外侧方移位，使陷者复起、突者复平。

10. 掰正、分骨 尺、桡骨和掌、跖骨骨折时，骨折段可因成角移位及侧方移位而互相靠拢，此时可采用掰正手法。术者用两手拇指及其余各指分别挤捏骨折背侧及掌侧骨间隙，矫正成角移位和侧方移位，使靠拢的骨折两端分开。儿童青枝骨折仅有成角移位时，可采用分骨手法。术者用两手拇指压住成角的顶部，其余四指分别掰折远近骨折段即可矫正。

六、相关知识

1. 骨折复位的基本原则 早期复位。无痛。患肢放松位。牵引与对抗牵引。远端对近端。手法操作轻柔。首选闭合复位。力争解剖复位，保证功能复位。

2. 解剖复位 骨折段通过复位，恢复了正常解剖关系，对位（两骨折端的接触面）、对线（两骨折端在纵轴上的关系）完全良好。

3. 功能复位 由于各种原因未能达到解剖复位，但骨折愈合后对肢体功能无明显影响。功能复位的标准如下。

（1）旋转、分离移位 必须完全纠正。

（2）短缩移位 成人下肢骨折不应超过 1cm，上肢不应超过 2cm，儿童下肢骨折短缩应在 2cm 以内。

（3）成角移位 具有生理弧度的骨干，允许与其弧度一致的 100° 以内的成角。侧方成角必须完全复位。长骨干横行骨折，骨折端对位至少应达到 1/3，干骺端骨折对位应不少于 3/4。

七、手法复位术操作评分标准

手法复位术操作评分标准见表 1-12。

表 1-12　手法复位术操作评分标准

操作流程	技术要求及分值
操作前准备（5 分）	1. 测量患者的生命体征，评估患者的一般情况。（1 分） 2. 向患者解释手法复位的具体步骤，告知患者在操作过程中应配合的事项。（1 分） 3. 确认患者既往无麻醉药物过敏史。（1 分） 4. 术者仔细观阅患者的影像学资料，明确骨折的部位、移位情况、是否稳定等特征。（1 分） 5. 术者洗手，佩戴帽子和无菌手套；助手协助患者摆放体位并显露出骨折部位。（1 分）
操作步骤（11 分）	1. 体位：根据具体的骨折部位和需要进行的手法复位操作而采取不同的体位。（1 分） 2. 消毒：用 1% 碘酊，以骨折部位的血肿进针点为中心，向周边环形扩展，以 75% 乙醇脱碘 2 次。（1 分） 3. 麻醉：以 10ml 无菌注射器吸入 2% 利多卡因 10ml，取骨折部位肿胀最明显处进针，回抽见瘀血后将利多卡因注射入血肿内，等待 5～10 分钟。（1 分） 4. 肌松弛位：将患肢各关节置于肌松弛的体位，以减少肌肉对骨折段的牵拉。（1 分） 5. 对准方向：将远端骨折段对准近端骨折段所指的方向。（1 分） 6. 拔伸牵引：对骨折段施以适当的牵引力和对抗牵引力。（1 分） 7. 手摸心会：术者参考影像学资料所示的移位，用双手触摸骨折部位，体会骨折局部情况，并决定复位手法。（1 分）

续表

操作流程	技术要求及分值
操作步骤（11分）	8. 反折、回旋：反折手法用于具有较锐尖齿的横行骨折，术者两拇指抵压于突出的骨折端，其余两手各指环抱下陷的另一骨折端，先加大其原有成角，两拇指再用力下压突出的骨折端，待两拇指感到两断端已在同一平面时，即可反折伸直，使两断端对正。回旋手法用于有背向移位、也称背靠背的斜行骨折（即两骨折而因旋转移位而反叠），先判断发生背向移位的旋转途径，然后以回旋手法循原途径回旋复位。（1分） 9. 端提、捺正：端提手法用于矫正前臂骨折的背、掌侧方移位，术者在持续手力牵引下，两拇指压住突出的骨折远端，其余各指握住骨折近端向上提拉。捺正手法用于矫正前臂骨折的内、外侧方移位，使陷者复起、突者复平。（1分） 10. 掰正、分骨　尺、桡骨和掌、跖骨骨折时，骨折段可因成角移位及侧方移位而互相靠拢，此时可采用掰正手法。术者用两手拇指及其余各指分别挤捏骨折背侧及掌侧骨间隙，矫正成角移位和侧方移位，使靠拢的骨折两端分开。儿童青枝骨折仅有成角移位时，可采用分骨手法。术者用两手拇指压住成角的顶部，其余四指分别掰折远近骨折段即可矫正。（1分） 11. 固定，整理用物。（1分）
提问（2分）	1. 手法复位术的基本原则？（1分） 答：早期复位；无痛；患肢放松位；牵引与对抗牵引；远端对近端；手法操作轻柔；首选闭合复位。力争解剖复位，保证功能复位。 2. 手法复位的方法？（1分） 答：拔伸牵引；手摸心会；反折、回旋；端提、捺正；掰正、分骨。
职业素养（2分）	1. 在操作过程中，动作规范，体现出爱伤意识。（1分） 2. 着装整洁，仪表端庄，举止大方。（1分）

注：准备时间1分钟，考试时间11分钟。总分：20分。

目标检测

一、选择题

1. 医护人员在以下哪一类情况下可以参加手术（　　）

   A. 指甲甲沟炎　　　　　　B. 手背皮肤破损　　　　　C. 慢性肝炎

   D. 霍乱　　　　　　　　　E. 禽流感

2. 连台手术，以下哪一种情况不需要重新刷手（　　）

   A. 手术前用洁肤柔消毒凝胶涂擦手和前臂3遍

   B. 手术前用碘伏涂擦手和前臂3遍

   C. 上一台手术是甲状腺切除术

   D. 上一台手术完毕后发现手套已经破损

   E. 上一台手术是脓肿切开引流术

3. 七步洗手法的第五步是（　　）

   A. 掌心相对揉搓　　　　　　　　　　B. 指尖在掌心揉搓

   C. 手指交叉掌心相对揉搓　　　　　　D. 手指交叉掌心对手臂揉搓

   E. 拇指在掌中旋转揉搓

4. 上腹部手术皮肤消毒范围包括（　　）

   A. 剑突以下，脐水平线以上　　　　　B. 乳房以下，脐水平线以上

   C. 剑突以下，腹股沟韧带以上　　　　D. 乳房以下，腹股沟韧带以上

   E. 腹部手术切口周围15cm的区域

5. 手术中，术者右手碰触了巡回护士的后背，此时应（ ）

    A. 更换手套

    B. 重新洗手、穿无菌衣、戴手套

    C. 用 75% 的乙醇消毒右手

    D. 重新更换手术无菌单

    E. 继续手术

6. 下列属于局部封闭禁忌证的是（ ）

    A. 腰肌筋膜炎　　　　　　B. 急性腰扭伤　　　　　　C. 创伤性滑膜炎

    D. 滑囊炎　　　　　　　　E. 结核病

7. 局部封闭的适应证应除外（ ）

    A. 腰肌筋膜炎　　　　　　B. 急性腰扭伤　　　　　　C. 创伤性滑膜炎

    D. 滑囊炎　　　　　　　　E. 严重高血压

8. 局部封闭常见的并发症应除外（ ）

    A. 局部难以治愈的感染　　　　　　　　B. 皮下脂肪组织明显萎缩、发白

    C. 肌腱断裂　　　　　　　　　　　　　D. 股骨头无菌性坏死

    E. 胃出血

9. 局部封闭的注意事项应除外（ ）

    A. 从厚而坚韧的部位进针可减轻疼痛

    B. 不要从皮肤十分厚而坚韧的部位进针

    C. 不要注入肌腱内

    D. 不可注射到皮内

    E. 不可注射到皮下

10. 利多卡因用于神经阻滞常用浓度为（ ）

    A. 2%～4%　　　　　　　B. 0.5%～1%　　　　　　C. 1%～2%

    D. 0.5%　　　　　　　　　E. 1%

二、思考题

1. 常用的刷手法有几种？

2. 铺好的四块无菌巾是否可以移动？怎样移动？

3. 常用的外翻缝合法有哪几种？

4. 能否使用电刀切开皮肤？为什么？

5. 换药中发现伤口的肉芽过度生长，应如何处理？

第二章 护理基本技能

◉ 学习目标

    1. 通过本章学习，重点掌握皮下注射、肌内注射、吸氧术、吸痰术、穿脱隔离衣、静脉穿刺术、胃管置入术、导尿术的目的、适应证、禁忌证、操作步骤、注意事项。

    2. 学会皮下注射、肌内注射、穿脱防护服、血压测量法等护理基本技能的正确方法；掌握穿脱隔离衣、穿脱防护服的方法；具备运用护理基本技能知识对患者及家属进行指导和科普知识宣教的能力。

第一节 皮下注射

>> 情境导入

    情境描述 患者，男性，70岁，因血糖控制不佳一个月，门诊以"2型糖尿病"为诊断收入科室，遵医嘱给予胰岛素皮下注射治疗。

    讨论 1. 请说出皮下注射的概念、目的以及部位。

          2. 请简述皮下注射的操作步骤及注意事项。

          3. 操作过程中如何与患者进行沟通。

          4. 在操作中如何树立无菌意识、责任意识和安全意识。

一、目的

皮下注射法（hypodermic injection，HD）是将少量药液或生物制剂注入皮下组织的方法。

二、适应证

（1）需要对人体应用小剂量的药物，但是不适合口服用药，同时需在一段时间之内发生药效时，比如人体胰岛素注射。

（2）各种疫苗的预防接种。

（3）需要局部注射麻醉患者。

三、禁忌证

（1）患者对药物过敏者。

（2）注射位置出现各种皮损、感染、炎症、硬结、瘢痕，或位于皮肤病灶处，注射时需要避开。

四、操作前准备

（一）物品准备

1. 治疗车上层

（1）注射盘：盘内有盛放无菌持物镊的无菌容器、用于皮肤消毒的消毒液（2% 的碘酊、75% 乙醇，或 0.5% 碘伏）、无菌棉签、无菌纱布（折断安瓿用）、砂轮、弯盘、笔。

（2）无菌盘、1ml 和 2ml 的一次性注射器、按医嘱准备的药液。

（3）医嘱卡片。

（4）手消毒液、治疗巾。

2. 治疗车下层 利器盒，医用污物垃圾桶，生活污物垃圾桶。

（二）患者准备

（1）熟悉了解皮下注射的目的、操作方法、术前术中术后的注意事项、配合要点、药物作用及其副作用。

（2）采取合适体位，充分暴露需要注射的部位。

（三）操作者准备

1. 评估与沟通

（1）评估 ①了解患者的病情、现治疗阶段、过敏史、用药史；②患者的精神状态、四肢运动能力、对注射药物的认知及配合程度；③需要皮下注射位置的皮肤和皮下组织状态。

（2）沟通 向患者和家属解释皮下注射的目的、方法、注意事项、需要配合的内容、皮下注射药物的作用及副作用。

2. 环境准备 洁净、安静、光线充足，必要时用屏风遮挡住患者。

3. 操作护士准备 着装整洁，仪表端庄，修剪好指甲，洗手，戴口罩。

五、操作步骤

1. 抽取药物 遵医嘱抽吸药液，排尽空气，将针头套上安瓿或针帽，放在无菌盘内。

2. 床边核查 携带物品到患者床旁，核查患者的病床号、姓名、腕带信息、药物信息等。

3. 定位消毒 协助患者取正确体位，定位选择注射部位：上臂三角肌下缘、两侧腹壁、后背、大腿前侧、外侧等（图 2-1）。皮肤消毒 2 遍（直径在 5cm 以上），待干。

4. 核对排气 第二次查对，排尽针管空气。

5. 穿刺注药 一手拇指、食指绷紧局部注射皮肤，另一只手持注射器，以示指固定针栓，针头斜面朝上，针头与皮肤呈 30°~40°，将针梗的 1/2~2/3 迅速刺入皮下。放开绷紧皮肤的手，回抽针管活塞，发现没有回血，即可缓慢注射药液。

6. 拔针按压 注射毕，用无菌干棉签轻压针刺处，快速拔针，按压至不出血为止。

7. 再次核查 患者信息、药品及用法等。

8. 注射后处理事项 帮助患者采取合适体位，整理床单元及操作物品，洗手，操作记录。

9. 注意事项

（1）需留意严格遵循核查制度和执行无菌操作原则。

（2）部分药物，如组织刺激性强者，不适合皮下注射。

（3）需要长期进行皮下注射的患者，应定期更换注射部位，防止局部皮肤因注射而产生硬结。

（4）针头刺入角度不要大于45°，以免误刺入肌层。

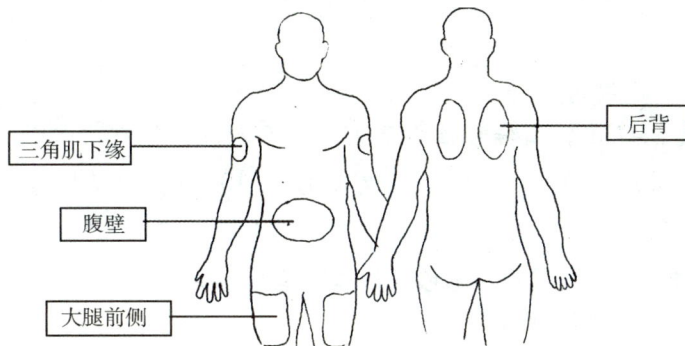

图 2-1 皮下注射部位

六、相关知识

1. 需要定期自行皮下注射的患者，例如糖尿病患者进行胰岛素注射，应嘱托患者建立轮流更换注射部位的计划，避免注射部位单一，以促进药物的充分吸收。

2. 使用胰岛素笔注射应垂直进针。

七、皮下注射操作评分标准

皮下注射操作评分标准见表 2-1。

表 2-1 皮下注射操作评分标准

操作流程	技术要求及分值
操作前准备 （2分）	1. 将治疗盘置于床旁，向病人解释注射的目的并取得病人配合。（1分） 2. 戴帽子、口罩、洗手（七步洗手法口述）。（1分）
皮下注射操作 （14分）	1. 核对药物，安瓿瓶消毒后并折断。（1分） 2. 抽取药液操作标准规范，排气（药液不漏、不余、不污染），后放置在无菌盘内。（1分） 3. 确定合适的注射部位，皮肤常规消毒（方法正确，棉签无倒插，无污染）。（2分） 4. 再次核对，排除注射器内空气，排气方法正确。（1分） 5. 左手拇指食指紧绷注射部位皮肤，右手持注射器，针头斜面向上与皮肤呈30°~40°，快速刺入皮下，刺入深度为针头的1/2~2/3为宜。（4分） 6. 固定针头，左手拇指、食指回抽注射器未发现回血现象，缓慢注入药物。（2分） 7. 注射完成后快速拔针，无菌干棉球按压穿刺部位片刻。（1分） 8. 帮助病人采取舒适体位，整理床单位。（1分） 9. 正确处理用物，洗手。（1分）
提问 （2分）	1. 经常皮下注射的病人，应注意那些事项？（1分） 答：应定期更换注射部位，防止局部皮肤因注射而产生硬结。 2. 皮下注射进针深度？（1分） 答：将针梗的1/2~2/3刺入皮下。
职业素质 （2分）	1. 注射操作过程中严格遵循无菌原则，操作前后都要认真核查。（1分） 2. 动作稳定、轻柔、操作熟练，流程准确。（1分）

注：考试时间为6分钟。总分：20分。

第二节　肌内注射

>> 情境导入

情境描述　患者，男，47岁，因转移性右下腹痛1天入院，伴有恶心呕吐，体温38.8℃。查体：右下腹压痛、反跳痛，肌紧张，肠鸣音减弱，查WBC 1.5×10^{10}/L，中性粒细胞百分比85%。欲行手术治疗，术前遵医嘱为患者进行肌内注射用药。

讨论　1. 请问为患者进行术前肌内注射的目的有哪些？
　　　　2. 肌内注射一般采取何种体位？
　　　　3. 肌内注射如何定位？

一、目的

将一定剂量的药液注射入肌内组织。注射部位往往选择肌肉丰厚处，且距大血管及神经较远处。其中最常用的注射部位是臀大肌，其次是臀中肌、臀小肌、股外侧肌及上臂三角肌。由于肌肉内所含血管比皮下组织和皮内组织多，药物吸收迅速，使药物在较短的时间内发挥作用。

二、适应证

口服或者静脉注射给药不适合的，应采取肌内注射。肌内注射的优势是比皮下注射见效更快。

三、禁忌证

（1）肌内注射部位有炎症、肿瘤、外伤破溃等。
（2）存在严重的出血倾向，血小板或凝血因子明显减少，或是用抗凝药物进行抗凝治疗者。
（3）局部注射可诱发阵发性痉挛的患者，例如破伤风和狂犬病患者。
（4）癫痫患者发作抽搐时、因各种原因不能配合的患者也是相对禁忌。

四、操作前准备

（一）物品准备

1. 治疗车的上层

（1）注射盘。放有无菌持物镊的无菌容器、用于皮肤消毒的消毒液（2%的碘酊、75%乙醇，或0.5%碘伏）、医用无菌棉签、无菌棉球、砂轮、弯盘、急救药品。
（2）无菌弯盘、2ml或5ml的注射器、按医嘱准备的药液。
（3）医嘱卡。
（4）手消液。

2. 治疗车的下层　盛放利器的盒子、医疗垃圾桶、生活污物垃圾桶。

（二）患者准备

（1）熟悉了解肌内注射的目的、操作方法、注意事项、配合要点、药物作用及其副作用。
（2）采取合适体位，充分暴露需要注射部位。

（三）操作者准备

1. 评估与沟通

（1）评估　①了解患者的病情、现治疗阶段、过敏史、用药史等。②患者的精神状态、四肢运动能力、对注射药物的认知及配合程度。③需要注射位置的皮肤和深部组织状态。

（2）沟通　向患者和家属解释肌内注射的目的、方法、注意事项、需要配合的内容、注射药物的作用及副作用。

2. 环境准备　洁净、安静、光线充足，必要时用屏风遮挡住患者。

3. 操作护士准备　衣帽整齐，修剪好指甲，洗手，戴口罩。

五、操作步骤

1. 抽取药物　遵医嘱抽吸药液，两人查对，放在无菌弯盘内。

2. 床边核查　携带用物到患者床旁，核查患者的病床号、姓名、腕带信息和用药信息等。

3. 安置体位　根据肌内注射情况不同采取侧卧位、俯卧位、仰卧或坐位。

4. 定位消毒　定位选择注射部位，皮肤消毒（直径大于5cm），待干。

5. 核对排气　第二次查对，排尽针管空气。

6. 进针推药　一手拇指食指绷紧局部注射皮肤，另一只手持注射器，以示指固定针栓，针头与皮肤呈90°，将针梗的2/3至3/4迅速刺入。放开绷紧皮肤的手，回抽针管活塞，发现没有回血，即可缓慢注射药液。

7. 拔针按压　注射完毕，用无菌干棉签轻压针刺处，快速拔针后按压至不出血为止。

8. 再次核查　第三次核对七对：姓名、床号、药名、浓度、剂量、用法、时间。

9. 注射后处理事项　帮助患者采取合适体位。整理床单元及操作物品。洗手。操作记录。

10. 注意事项

（1）应严格的执行查对制度和遵守无菌操作原则。

（2）两种及以上的药物需同时注射，注意药品之间配伍禁忌。

（3）小于2岁的婴幼儿不可选用臀大肌注射，因此时患儿臀大肌尚未发育完善，注射存在损伤坐骨神经的风险，应该选择股外侧肌、臀中肌和臀小肌等部位注射。

（4）注射过程中如果针头折断，应先安抚患者的情绪，确保患者保持原位不动，稳定局部组织，以防断针头移位，与此同时立刻用无菌血管钳夹住断端并取出；如断端全部进入肌肉，应联系外科医生进行处理。

（5）对于需要长期注射的患者，应选择不同注射部位轮流注射，并选用细长的针头，以此来尽量减少硬结的发生。

💡 **素质提升**

树立敬业精神，努力钻研业务，避免医疗事故

　　肌内注射是临床上常用的操作，如果操作不当，会给患者带来巨大的痛苦。比如，如果注射位置选取错误，可以导致坐骨神经损伤，患者将面对长时间的康复治疗，甚至肢体瘫痪。这不仅仅是医疗事故的问题，会给自己和医院带来巨大的赔款损失，最主要的是给患者带来了漫长的精神上和身体上的痛苦。所以，作为一名医护人员，一定要练好技能，始终保持一颗严谨、敬业的心，才能更好地守护患者的健康。

六、相关知识

1. 臀大肌定位法 臀大肌起点为髂后上棘和尾骨尖之间，肌肉纤维平行走行向外下方止于股骨近端。坐骨神经起自骶丛神经，从梨状肌下孔出骨盆到臀部，位于臀大肌深部，在坐骨结节和大转子之间的中点处下降至股部，其体表投影是自大转子尖到坐骨结节中点向下到腘窝。注射的时候注意避开坐骨神经以免损伤。臀大肌注射的定位方法分为两种。

（1）十字法 沿着臀裂顶点朝左侧或向右侧划一条水平线，然后沿髂嵴顶点作一条垂线，将一边臀部分成四个象限，其中外上象限避开内角（髂后上棘到股骨大转子的连接线），就是注射区（图2-2）。

（2）连线法 沿着髂前上棘到尾骨作一连接线，其中外1/3交界处是注射部位（图2-3）。

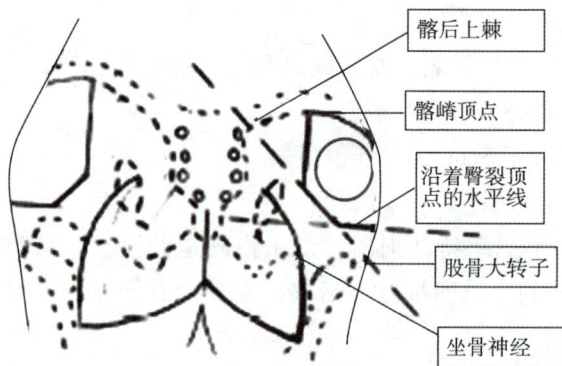

图2-2 十字法

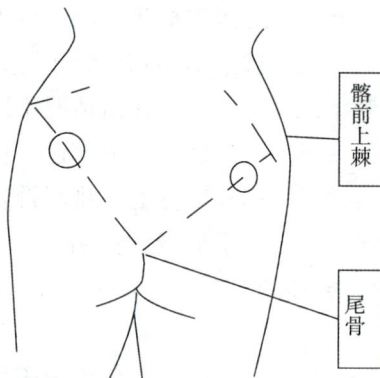

图2-3 连线法

2. 臀中肌、臀小肌肌内注射定位法

（1）让示指指尖和中指指尖分别放在髂前上棘与髂嵴下缘位置，髂嵴、示指、中指三个位置之间形成一个三角形的区域，示指和中指构成的角内是注射区（图2-4）。

（2）髂前上棘外侧的三横指处（以患者的手指的宽度为标准）。

3. 股外侧肌注射定位法 大腿中段外侧。正常成年人可选髋关节下10cm到膝关节上10cm，宽约7.5cm的范围。此处重要大血管、神经较少通过，且注射范围比较广泛，可以多次注射，尤其适用于2岁以下婴幼儿。

4. 上臂三角肌注射定位法 上臂外侧，肩峰下方2~3横指处（图2-5）。此处肌肉比较薄，只可以小剂量注射。

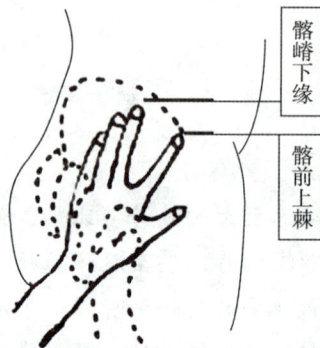

图2-4 臀中肌、臀小肌注射定位法

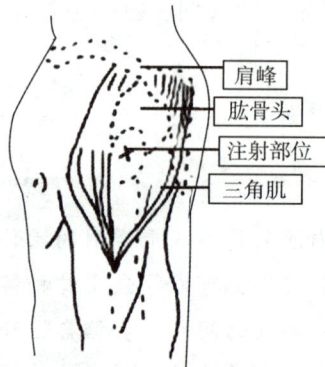

图2-5 三角肌注射定位法

七、肌内注射操作评分标准

肌内注射操作评分标准见表 2 - 2。

表 2 - 2　肌内注射操作评分标准

操作流程	技术要求及分值
操作前准备（2分）	1. 将治疗盘置于床旁，向病人解释注射的目的并取得病人配合。（1分） 2. 戴帽子、口罩、洗手（七步洗手法口述）。（1分）
肌内注射操作（14分）	1. 核对病人姓名、床号、药名、剂量、浓度等，严格执行查对制度。（1分） 2. 选择适当体位，暴露注射部位，注意隐私保护。（1分） 3. 常规皮肤消毒：进针点为中心，螺旋式消毒，直径大于5cm。（2分） 4. 排气：二次核对。注射针头朝上，慢推针栓，将注射器内的空气排尽。（2分） 5. 注射：一手拇、示指绷紧局部皮肤，一手持注射器，以中指固定针栓，用手臂带动手腕力量，将针头迅速垂直插入，深度约为针头长度的2/3。回抽无血，缓慢注入药液。（3分） 6. 注射中注意观察病人反应。（1分） 7. 注射完毕，用棉签或棉球轻压针眼处，迅速拔针，按压片刻。（2分） 8. 第三次核对。（0.5分） 9. 协助病人穿好衣裤，处理用物，洗手。（0.5分） 10. 操作结束后告知病人相关注意事项，勿揉搓注射部位。（1分）
提问（2分）	1. 肌内注射的部位应该如何选择？（1分） 答：选择肌肉丰厚处，最常用的注射部位是臀大肌。 2. 臀大肌注射的连线定位法的起点和终点分别是？（1分） 答：髂前上棘、尾骨。
职业素质（2分）	1. 操作过程中严格遵循无菌原则，操作前后都要认真核查。（1分） 2. 动作稳定、轻柔、操作熟练、流程准确。（1分）

注：考试时间为 6 分钟，总分：20 分。

第三节　吸氧术

》》情境导入

情境描述　患者，女，49 岁，今晨突感胸闷不适，嘴唇发青，呼吸困难，查动脉血气分析示 PaO_2 40mmHg，SaO_2 65％，遵医嘱给予吸氧处理。

讨论　1. 请描述该患者缺氧的程度？

　　　　2. 患者在使用氧疗期间，应如何进行监护？

　　　　3. 如何保证用氧安全？

吸氧术常用的有鼻导管法、面罩法、口罩法、鼻塞法等，本节主要介绍常用的鼻导管法。

一、目的

（1）纠正因各种病因引起的缺氧状态，来提高动脉血氧分压（PaO_2）和动脉血氧饱和度（SaO_2），增加动脉血氧含量。

（2）改善组织的新陈代谢，保证机体生命活动。

二、适应证

（1）因各种原因引起的患者在呼吸时，动脉血氧分压小于60mmHg或者血氧饱和度低于90％，或者两者未达到期望值。

（2）心脑血管患者突发急症，出现了胸痛、呼吸困难、意识障碍等情况。

（3）其他：如严重贫血、休克、一氧化碳中毒、大手术后等，存在低氧血症情况者。

三、禁忌证

除了极个别出现氧中毒的情况外，吸氧适用于多数人。

四、操作前准备

（一）物品准备

1. 治疗盘内备　小药杯（内盛蒸馏水）、纱布、弯盘、鼻氧管、棉签。

2. 治疗盘外备　不同供氧设备（管道氧气装置、氧气筒）、用氧记录本、记录笔、吸氧标志、手电筒。

（二）患者准备

（1）理解吸氧术的目的、操作方法、注意事项和配合要点。

（2）采取合适体位，心态平和，乐意配合。

（三）操作者准备

1. 评估与沟通

（1）评估　患者的年龄、具体病情、意识状态、治疗阶段、心理承受能力及配合程度。

（2）沟通　与患者以及家属解释吸氧术的目的、操作方法、注意事项和配合要点。

2. 环境准备　室内温度适宜、光线充足、环境安静。

3. 护士准备　衣帽整洁，戴帽子、口罩，指甲修剪整齐，洗手。

五、操作步骤

1. 核对　携用品至患者床旁，核对患者床号、姓名、腕带等信息。

2. 清洁检查　用生理盐水棉签清洁患者双侧鼻腔并检查。

3. 连接　将鼻导管与湿化瓶的出口相连接。

4. 调节　氧流量。

5. 湿润　鼻氧管。

6. 插管　将鼻氧气管插入患者鼻孔 1cm。

7. 固定　氧气导管绕患者耳部向下放置，同时调整松紧度。

8. 记录　吸氧时间、氧流量、患者状态。

9. 观察　缺氧改善情况、实验室检查指标、氧气装置有无漏气、是否通畅、有无氧疗不良反应。

10. 停止用氧　先取下鼻氧管。

11. 安置患者　采取体位舒适。

12. 卸表

（1）氧气筒　先关闭总的开关，余气排空后，关闭流量开关，再卸表。

（2）中心供氧　首先关流量开关，然后取下流量表。

13. 用物处理　用物处理：湿化瓶每次用后均需清洗、消毒。

14. 操作情况记录　操作情况记录：记录吸氧时间及氧流量；观察患者脉搏、血压、精神状态等情况有无改善。

15. 注意事项

（1）用氧前，检查氧气装置有无漏气，是否通畅。

（2）严格遵循操作规程，注意吸氧安全，切实做到"四防"，即防震、防火、防热、防油。氧气瓶搬运的过程中应避免倾倒和撞击。氧气筒应该放置在阴凉处，周围严禁烟火或易燃品，距明火不少于5m距离，距暖气至少1m距离，以防引起燃烧。氧气表和螺旋口禁止上油，也不可用带油的手装卸。

（3）吸氧时，在调节好流量后再应用。停止吸氧气时，应先拔氧气导管，然后关闭氧气开关。中途改变流量，先分离鼻氧气管和湿化瓶的连接处，调整好流量再接上。以免一旦开关出错，大量氧气吸进呼吸道而损伤肺部组织。

（4）正常吸氧常用的湿化液为灭菌蒸馏水。急性肺水肿的患者用20%～30%的乙醇，目的是可以降低肺内肺泡的表面张力，使肺泡内泡沫破裂、消散，改善肺内的气体交换，以此减轻缺氧症状。

（5）氧气筒内的氧不要用尽，压力表显示不要低于0.5mPa（5kg/cm²），防止灰尘进入筒内，再次充气时引起爆炸。

（6）对使用过的氧气筒，应根据使用情况悬挂"满"或"空"的标志，方便及时调换，急用时不会搬错，提高抢救效率。

（7）用氧过程中，应加强监测。

六、相关知识

1. 缺氧程度判断　根据患者临床表现和动脉血氧分压（PaO_2）和动脉血氧饱和度（SaO_2）来确定。

（1）轻度低氧血症　$PaO_2 > 6.67kPa$（50mmHg），$SaO_2 > 80\%$，无发绀，一般不需氧疗。如有呼吸困难，可给予患者低流量、低浓度（氧流量1～2L/min）氧气。

（2）中度低氧血症　PaO_2 4～6.67kPa（30～50mmHg），SaO_2 60%～80%，有发绀、呼吸困难，需氧疗。

（3）重度低氧血症　$PaO_2 < 4kPa$（30mmHg），$SaO_2 < 60\%$，显著发绀、呼吸表现为极度困难、出现"三凹征"，是吸氧治疗的绝对适应证。

血气分析监测是监测用氧效果的常用客观指标，患者出现 $PaO_2 < 6.67kPa$（50mmHg）的情况时，应给予吸氧。

七、吸氧术操作评分标准

吸氧术操作评分标准见表2-3。

表2-3　吸氧术操作评分标准

操作流程	技术要求及分值
操作前准备（3分）	1. 将治疗盘置于床旁，向病人解释吸氧的目的并取得病人配合。（1分） 2. 戴帽子、口罩、洗手（口述）。（1分） 3. 用手电筒检查病人鼻腔，用湿棉签清洁两侧鼻孔。（1分）
单侧鼻导管吸氧（12分）	1. 查看氧气表，确定氧气瓶内氧气量，安装流量表及湿化瓶于氧气瓶或中心供氧装置上。（1分） 2. 连接氧气管及鼻导管与湿化瓶的氧气输出开口。（1分） 3. 打开氧气瓶及流量表开关。（1分） 4. 调节氧流量。（1分） 5. 将鼻导管插入水杯中，检查导管是否通畅。（1分） 6. 用少量石蜡油润滑鼻导管。（1分） 7. 将鼻导管插入一侧鼻孔内，其深度为鼻尖至耳垂或外耳道口距离的2/3。（2分） 8. 用胶布将鼻导管固定于鼻翼和面颊部，清洁病人面部。（1分） 9. 观察吸氧情况，视病人情况调节氧流量。（1分） 10. 记录吸氧时间及氧流量。（1分） 11. 操作结束后告知病人相关注意事项。（1分）

续表

操作流程	技术要求及分值
提问（3分）	1. 缺氧程度判断指标？（1分） 答：动脉血氧分压（PaO$_2$）和动脉血氧饱和度（SaO$_2$）。 2. 吸氧时为什么要应用湿化瓶？（1分） 答：为了保持患者吸入的气体湿度，防止气道干燥引起不适及黏膜损伤。 3. 大手术后为什么常给予吸氧？（1分） 答：通常情况下，麻醉及疼痛等容易造成呼吸幅度受限，而导致缺氧。
职业素质（2分）	1. 仪表端庄，举止大方，着装整洁规范。（1分） 2. 操作时动作规范，认真仔细。（1分）

注：准备时间1分钟，考试时间11分钟，总分：20分。操作中不符合无菌要求扣5分。

第四节　吸痰术

》》情境导入

情境描述　患者，女性，80岁，神志清楚，采用持续低流量吸氧，喉部痰多咳不出，既往有脑梗死病史，遵医嘱给予电动吸痰处理。

讨论　1. 可采用哪项护理措施帮助患者去除呼吸道分泌物？

2. 实施此护理措施的目的是什么？

3. 实施时应注意哪些问题？

一、目的

（1）清理呼吸道分泌物，保证呼吸道通畅。

（2）促进呼吸功能，改善肺部通气。

（3）预防不良并发症发生。

二、适应证

（1）咳嗽无力、排痰困难而出现呼吸困难的患者，例如年老体弱、昏迷患者、新生儿、危重患者、麻醉苏醒后、气管切开、会厌功能欠缺等患者。

（2）窒息时的急救，比如游泳溺水、新生儿吸入羊水等情况的急救。

三、禁忌证

呼吸道阻塞、明显的鼻中隔偏移、鼻骨骨折、凝血机制改变、颅底骨折的患者。

四、操作前准备

（一）物品准备

1. 治疗盘内备　有盖无菌罐2只（试吸罐和冲洗罐，内盛无菌生理盐水）、一次性的无菌吸痰管、无菌纱布、无菌血管钳或者镊子、无菌手套、无菌弯盘。

2. 治疗盘外备　电动吸引器（图2-6）或者中心吸引器。必要时准备压舌板、张口器、舌钳、电插板等。

（二）患者准备

（1）明白吸痰的目的、操作方法、注意事项及配合要点。

（2）采取合适体位，保证情绪稳定。

（三）操作者准备

1. 评估与沟通

（1）评估　患者的年龄、疾病情况、意识状态、治疗阶段，呼吸道分泌物排出能力的大小，心理状态和合作程度，目前患者的血氧饱和度。

（2）沟通　和患者和家属解释吸痰操作的目的、操作方法、注意事项及配合内容。

2. 环境准备　室内温度合适、光线充足、环境安静。

3. 护士准备　衣帽整洁，戴帽子口罩，指甲修剪整齐，洗手。

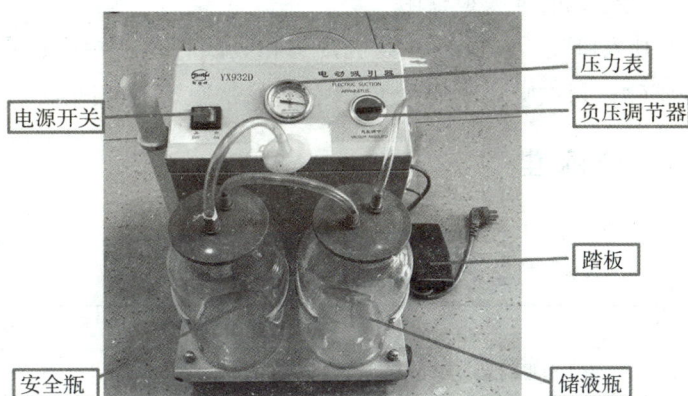

图 2-6　电动吸引器

五、操作步骤

1. 核对　携带操作物品至患者床旁，核对患者床号、姓名、腕带信息等。

2. 调节　打开电源，打开开关，检查吸引器性能，调整负压。

3. 检查　患者口腔、鼻腔，存在活动义齿需要取下。

4. 体位　患者头部转向一侧，面向操作者。

5. 试吸　连接吸痰管，在试吸罐中试吸取少量无菌生理盐水。

6. 吸痰　一只手反折吸痰导管的末端，另一只手用无菌止血钳（镊），也可以戴手套持吸痰管前端，插入口咽部（10～15cm），然后放松导管末端，先吸口咽部分泌物，再吸气管内分泌物（插入深度为25cm）。

7. 抽吸　吸痰管拔出口腔时，在冲洗罐中用生理盐水抽吸。

8. 观察　气道是否通畅；患者的反应，例如面色、呼吸、心率、血压等；吸出液的颜色、液体量。

9. 安置患者　擦净脸部分泌物，采取合适体位，整理床单等物品。

10. 整理用物　使用过的吸痰管按照一次性用物处理，吸痰的玻璃接管放入盛有消毒液的容器中浸泡。

11. 记录　洗手后记录。

12. 注意事项

（1）操作前，提前检查吸引器性能是否可以正常使用，吸引管连接是否正确。

（2）严格遵循无菌操作规范，每次吸痰后应更换吸痰管。

（3）每次吸痰时间不超过 15 秒，避免造成患者缺氧。一次未吸尽时，间隔 3 ~ 5 分钟再吸。

（4）整个吸痰操作轻稳，以防损伤呼吸道黏膜。

（5）痰液比较黏稠时，可配合患者背部叩击，蒸汽吸入、雾化吸入，从而改善吸痰效果。

（6）电动吸引器连续工作时间不宜过长；贮液瓶内液体超过 2/3 时，应立即倾倒，以免液体过多吸入马达内破坏仪器。贮液瓶中应放少量消毒液，使吸出液不会黏附于瓶底，便于清洗消毒。

六、相关知识

1. 紧急情况下，可采取注射器吸痰或者口对口吸痰等方法。注射器吸痰用 50 ~ 100ml 的注射器连接吸引导管进行抽吸；口对口吸痰由操作者托起患者的下颌，让患者头部后仰并捏住患者鼻孔，口对口吸出呼吸道内分泌物，解除因此造成的呼吸道梗阻。

2. 经气管插管/气管切开入口吸痰：保证呼吸机接头和吸痰管不被污染；吸引前后给予纯氧吸入 2 分钟；应先吸口、鼻腔分泌物；每次吸痰时间少于 15 秒，每次吸痰时间间隔 3 ~ 5 分钟。

七、吸痰术操作评分标准

吸痰术操作评分标准见表 2 - 4。

表 2 - 4　吸痰术操作评分标准

操作流程	技术要求及分值
操作前准备 （2 分）	1. 告知病人操作目的并取得病人合作。（0.5 分） 2. 将治疗盘置于床旁，病人取半卧位或仰卧位，检查口鼻腔，将头偏向一侧。（0.5 分） 3. 吸痰器接通电源，检查吸引器性能是否良好，吸引管是否通畅。（0.5 分） 4. 戴帽子、口罩、手套，铺治疗巾。（0.5 分）
吸痰术操作过程 （12 分）	1. 连接吸痰管，试吸少量生理盐水确定其通畅并湿润导管。（1 分） 2. 一手反折吸痰管末端，另一手持其前端，向口腔插入吸痰管至咽喉部的分泌物。（2 分） 3. 松开吸痰管末端反折，吸尽口腔和咽喉部的分泌物。（2 分） 4. 更换吸痰管进行气管深部吸痰。（1 分） 5. 一手反折吸痰管末端，另一手持其前端，在无负压的状态下经一侧鼻孔在病人吸气时插入其气管深部。（2 分） 6. 吸痰时以轻巧的动作左右旋转、上下提插，吸尽气管内液痰，每次抽吸时间不超过 15 秒。（1.5 分） 7. 吸痰后抽生理盐水冲洗管道，关闭吸引器开关。（1 分） 8. 处理吸痰管、脱手套，整理操作器械。（1 分） 9. 操作结束后告知病人相关注意事项。（0.5 分）
提问（4 分）	1. 口咽部吸痰后，为什么要更换吸痰管再行气管深部吸引？（1 分） 答：为了避免口腔细菌污染深部气道。 2. 吸痰操作中，每次抽吸时间多长？两次操作间隔多长时间为宜？（1 分） 答：每次抽吸时间不大于 15 秒，隔 3 ~ 5 分钟再吸。 3. 吸痰时患者出现恶心、咳嗽明显，该如何处理？（2 分） 答：①如无紫绀等缺氧症状，可以调节吸痰管的深度，减少对咽喉部的刺激，在病人吸氧时插到气管深部抽吸；②如有缺氧，应暂停吸痰，待症状缓解后再吸痰。① 如无紫绀等缺氧症状，可以调节吸痰管的深度，减少对咽喉部的刺激，在病人吸氧时插到气管深部抽吸。② 如有缺氧，应暂停吸痰，待症状缓解后再吸痰。
职业素养（2 分）	1. 在操作过程中，无菌观念强，动作规范。（1 分） 2. 着装整洁，仪表端庄，举止大方，认真细致，表现出良好的职业素质。（1 分）

注：准备时间 1 分钟，考试时间 11 分钟，总分：20 分。操作中不符合无菌要求扣 5 分。

第五节 穿脱隔离衣

≫ 情境导入

情境描述 患者，男，57 岁，近日出现发热、厌油，伴恶心、呕吐、食欲不振。查体：巩膜及皮肤黄染，肝肿大、压痛、叩痛；生化检查：肝功示 ALT↑、AST↑、TBIL↑，乙肝五项指标中的 HBsAG +、HBeAg +、HBcAg +。目前诊断为"急性乙型肝炎"。

讨论 1. 护理该患者时应如何做自我防护？
2. 已穿过的隔离衣如需继续穿，应如何挂放？
3. 穿隔离衣的适用范围？

一、目的

一方面保护医务工作者避免受到患者血液、体液和其他感染性物质污染，另一方面用于保护患者避免感染。

二、适应证

（1）需要面对可以经接触传播的感染性疾病的患者，多重耐药菌感染的患者等。
（2）对患者采取保护性隔离时，比如体表大面积烧伤、进行骨髓移植术的患者的治疗、护理时。
（3）医疗操作中会受到患者血液、体液、分泌物、排泄物喷溅时。

三、操作前准备

（一）物品准备

隔离衣一件，挂衣架，免洗手消毒液。

（二）操作者准备

衣帽整洁；指甲修剪整齐，取下手表、戒指等饰品；卷袖过肘，洗手，戴帽子口罩。

（三）环境准备

操作室清洁、宽敞。

四、操作步骤

1. 评估 患者患病情况、接受的治疗和护理、隔离的种类等级和措施、是否有穿脱隔离衣的合适环境等。

2. 取衣 穿衣前检查隔离衣，取下隔离衣后手抓衣领位置，衣领两边对齐折向外，肩缝对齐。如果隔离衣是使用过的，隔离衣的清洁面包括衣领和内面，外侧面就属于污染面。拿隔离衣时手抓衣领（图 2-7a），清洁面对准自己，打开肩袖内口方便穿袖。

3. 穿袖 一只手抓隔离衣衣领，另一只手伸进另一侧衣袖内，同时抓住衣领的手向近端拉衣领，方便穿好衣袖（图 2-7b）；按照上述方法交换手抓衣领，依次穿好另外一支袖子（图 2-7c）。

4. 系领 左右手拇指、示指、中指指腹捏住衣领，两手从衣领中央沿着边缘从前往后系好衣领（图 2-7d）。注意系衣领的时候因袖口活动范围较大，切勿触碰衣领、面部或者帽子。

5. 系袖口　袖口可以是扣子或者袖带，注意系紧袖口（图2-7e）。

6. 系腰带　两手分别从两侧腰部以下5cm处向前拉起隔离衣直到捏住衣服边缘（图2-7f）。并在背后让隔离衣边缘对整齐（图2-7g），隔离衣边缘折叠向另一侧，一只手固定住折叠位置（图2-7h），另一只手将腰带拉到背后折叠位置压住，腰带在身体后交叉，绕回到身体前方打一活结系好（图2-7i）。

7. 脱隔离衣

（1）解腰带　解开腰带，在身体前方打上活结（图2-7j）。

（2）解袖口　解开袖口，把衣袖上拉，在手肘位置将部分衣袖塞在工作服的衣袖里面（图2-7k），漏出双手及部分前臂。

（3）刷洗双手　从前臂至指尖刷洗2分钟，清水冲洗，擦干。

（4）解衣领　解开领带（或领扣）。

（5）脱衣袖　右手伸入左侧衣袖里拉下衣袖过手（图2-7l），用遮盖的左手握住右手隔离衣袖外面将袖拉下，双手臂渐渐自袖管中退出（图2-7m）。

（6）处理　脱下的隔离衣污染面翻向内，衣领和衣边卷到中央，如果是一次性的隔离衣直接扔到医疗垃圾袋里，如果是重复使用的布制隔离衣，需要放进污衣回收袋内重新清洗消毒后再次使用。

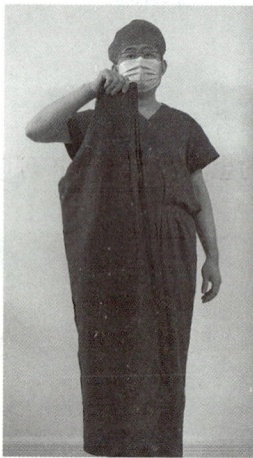

a

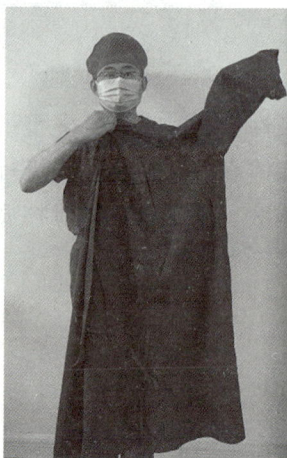

b

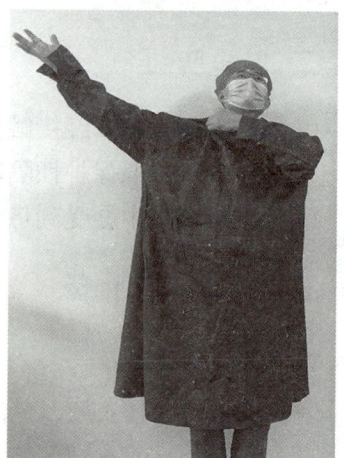

c

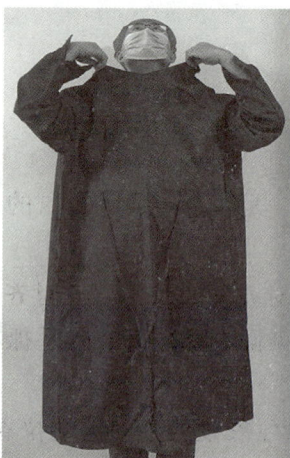

d

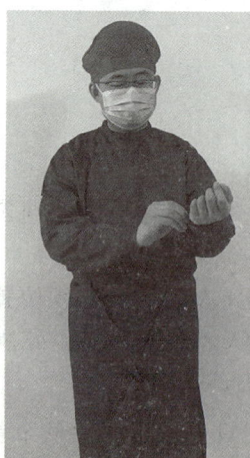

e

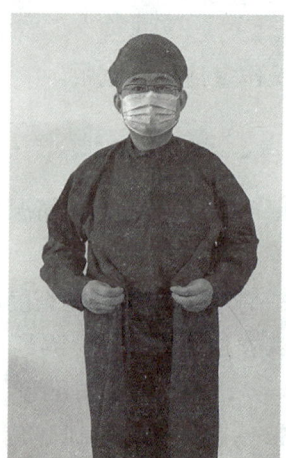

f

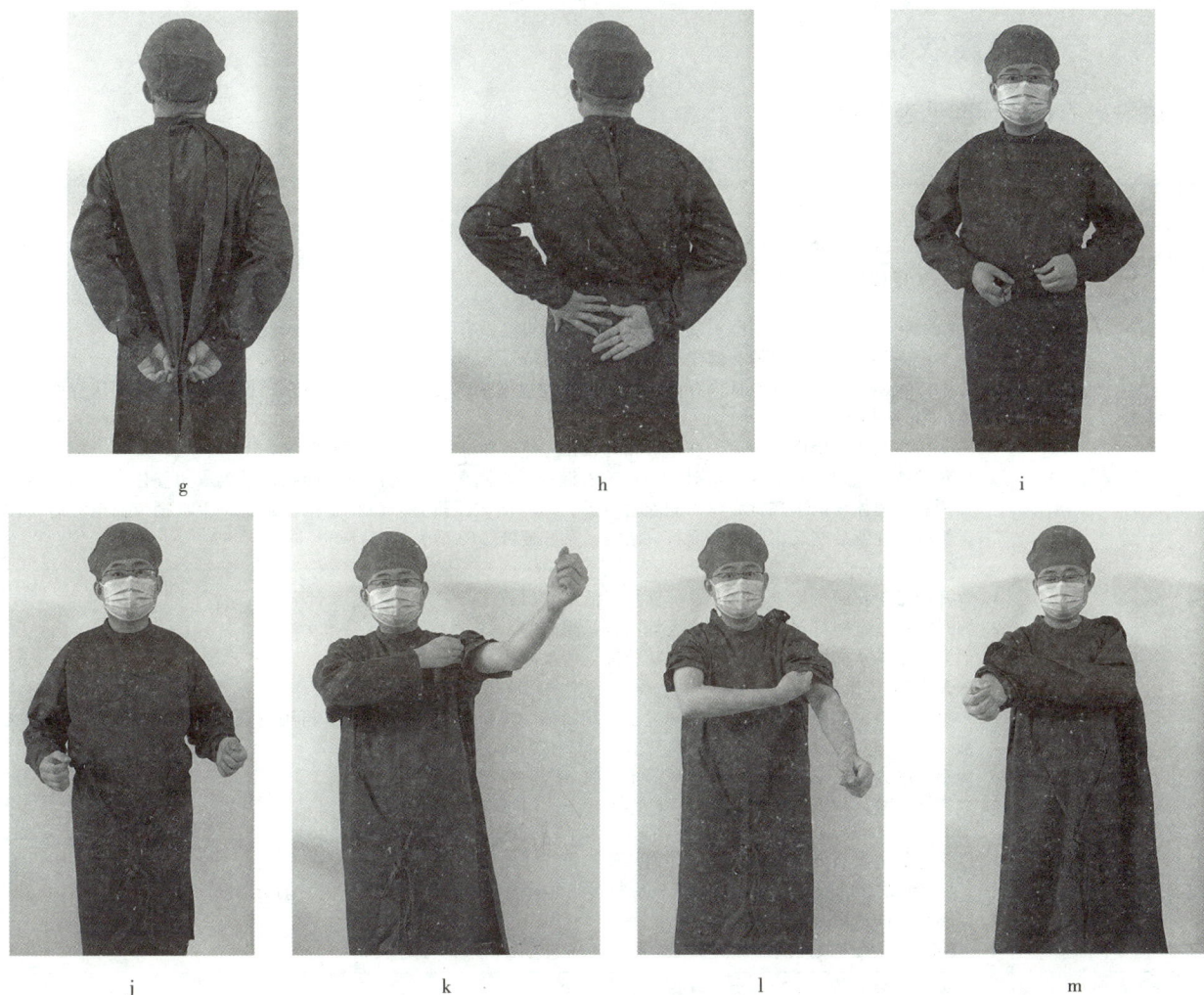

图 2 – 7　穿脱隔离衣

8. 注意事项

（1）隔离衣的穿脱需要有特定的场所，穿前的检查很关键，潮湿、破洞的隔离衣不可使用，另外隔离衣的大小应该以能够全部遮住工作服为适宜。

（2）正常隔离衣的更换次数是一天一次，在潮湿或严重污染的环境下应该使用后就更换。面对不同疾病的患者应准备不同的隔离衣。

（3）穿脱隔离衣过程中，隔离衣的衣领属于清洁区，要始终保持清洁区不受污染。

（4）隔离衣穿好后，手臂放置在腰部以上，视野前方；身穿隔离衣不准进入清洁无菌区，避免污染清洁物品。

（5）双手刷洗时不要让水沾湿隔离衣，隔离衣也不要碰到其他物品。

（6）隔离衣需要再次使用时，如果挂在规定的半污染区，清洁面朝向外；如果是位于污染区，则隔离衣污染面向外。

五、相关知识

穿隔离衣的目的是用于防止医务人员受到有害性物质的污染，或者是用于确保患者避免受到感染。隔离衣的种类包括一次性隔离衣以及布制反复使用隔离衣。一次性隔离衣的制作材料是无纺布，包含帽子、上衣和裤子，可以是连身式、分身式两种。选择何种的隔离衣需要根据患者的实际病情、隔离等级和隔离措施来灵活选择。

六、穿脱隔离衣评分标准

脱隔离衣评分标准见表2-5。

表2-5　脱隔离衣评分标准

操作流程	技术要求及分值
操作前准备（2分）	1. 戴帽子、口罩，卷袖过肘。（1分） 2. 洗手（口述）。（1分）
穿隔离衣 （8分）	1. 手持衣领，从衣钩上取下隔离衣，将清洁面朝向自己，有腰带的一面向外。（2分） 2. 将衣服向外折，对齐肩缝，露出肩袖内口。（1分） 3. 一手持衣领，另一手伸入袖内并向上抖，注意勿触及面部，拉衣领使手露出。换手持衣领，同法穿好另一袖。（1分） 4. 两手持衣领顺边缘由前向后，在领后扣好领扣，然后扣好袖口或系上袖带。（1分） 5. 解开腰带，从腰部向下约5cm处，自一侧衣缝处，将隔离衣后身部分向前拉，见到衣边捏住，依同法将另一侧衣边捏住，两手在背后将两侧衣边对齐，向一侧按压折叠，以一手按住，另一手将腰带拉至背后压住折叠处，在背后交叉，回到前面打一活结，系好腰带。（3分）
脱隔离衣（6分）	1. 解开腰带，将腰带牵至身前，在前面打一活结。（1分） 2. 解开袖口，在肘部将部分袖管塞入袖内，暴露前臂。（1分） 3. 消毒双手，从前臂至指尖顺序刷洗两分钟，清水冲洗，擦干。（0.5分） 4. 解开衣领。（0.5分） 5. 一手伸入另一侧袖口内，拉下衣袖过手（用清洁手拉袖口内的清洁面）。再用遮盖着的手在外面拉下另一衣袖。（1分） 6. 两手在袖内使袖子对齐，双臂逐渐退出。（1分） 7. 双手持衣领，将隔离衣两边对齐，挂在衣钩上。（1分）
提问（2分）	1. 已穿过的隔离衣如需继续穿，应如何挂放？（1分） 答：如需继续穿的隔离衣挂在污染区，应将污染面折叠在外，如挂在清洁区，则清洁面向外。 2. 穿隔离衣的适用范围？（1分） 答：对进入接触传染病病区和需要特别隔离的病人的医护人员均需穿隔离衣。
职业素养（2分）	1. 在操作过程中，无菌观念强，动作规范。（1分） 2. 着装整洁，仪表端庄，举止大方，认真细致，表现出良好的职业素质。（1分）

注：准备时间1分钟，考试时间11分钟，总分：20分。

第六节　穿脱防护服

≫ 情境导入

情境描述　作为一名医学生，在全国新冠肺炎疫情防控的大背景下，你主动要求担当一名核酸检测采样的志愿者。第一项任务就是学会正确穿脱防护服。

讨论　1. 穿脱防护服的注意事项？

2. 穿脱防护服的应用场景？

3. 一套防护服的有效期？

一、目的

保护需要与甲类或按甲类传染病标准管理的传染病患者接触的医务人员以及其他患者，避免医务人员和患者感染或交叉感染。

二、适应证

（1）一线医务工作者在接触甲类或按照甲类传染病标准管理的传染病患者时。

（2）接触经空气传播或飞沫传播的传染病患者，存在与患者血液、体液、分泌物、排泄物接触的可能性时。

三、操作前准备

（一）物品准备

防护服（连体式）一件，医用防护口罩，一次性帽子，手消毒用物，护目镜或面屏，鞋套，靴套，手套。

（二）操作者准备

衣帽整洁，指甲修剪整齐，取下手上装饰品，卷起袖管，洗手，戴口罩及一次性帽子；戴内层手套。

（三）环境准备

操作环境要求清洁、明亮，空间足够。

四、操作步骤

1. 取衣 穿防护服之前需要认真检查防护服，检查的内容包括防护服的有效期、完整性、大小尺寸，是否用过等。

2. 穿防护服

（1）先将拉链拉开，拉至底端。穿下衣→穿上衣→戴帽子→拉拉链，密封拉链口。注意防护服的颈部不能遮挡口罩。

（2）戴护目镜或防护面屏。

（3）戴外层手套，注意手套要将防护服袖口完全包裹。

（4）穿内层鞋套，穿靴套。

（5）手卫生。

（6）检查穿戴完整性及舒适性。

3. 脱防护服 使用过的防护服外面视作污染面，在脱衣时应该避免衣袖接触面部及体表。

（1）进入一脱间。

1）脱防护服之前需要先行手卫生。

2）摘护目镜或防护面屏。摘时注意低头，防止污染。

3）解开密封胶条和拉开拉链：将拉链完全拉开，上提帽子使头部离开帽子。

4）脱防护服：双手从后方由上至下脱。先脱下袖子，再从上到下边脱边卷，污染面卷向里，至靴套、外层手套一同脱下。完全脱下后卷成包裹状，丢至医疗垃圾桶。

5）手卫生。

（2）进入二脱间。

1）先脱内层鞋套，丢至医疗垃圾桶。再脱内层手套，丢至医疗垃圾桶。

2）手卫生。

3）摘一次性帽子及医用防护口罩。

4）手卫生。

5）戴一次性医用外科口罩。

4. 注意事项

（1）穿脱防护服需要有特定区域，穿之前检查防护服对否受潮、完整性以及尺寸。

（2）面对同种传染病的患者时，可以不需要更换防护服，但面对不同类型患者需要更换。

五、相关知识

1. 帽子　帽子的作用是可防止医护人员污染环境或自己被污染，分为一次性帽子和布制帽子。

2. 口罩　口罩的作用是阻止人体吸入有害的物质。同时也可以降低感染患者通过空气飞沫传染他人及环境的概率。常用的口罩有三类。

（1）纱布口罩　能有效过滤有害粉尘、气溶胶、微生物以及灰尘，普通的脱脂纱布口罩长18cm左右，宽14cm左右，纱布层数≥12层，纱布编织要求密度合适。

（2）医用外科口罩　医务人员在进行外科操作时佩戴，可以阻止血液、体液和飞溅物传播，制作材料是无纺布，口罩上方有鼻夹，外科口罩多为夹层，外层可防水，起到过滤作用的是中间层，过滤空气中5μm颗粒的有效率达90%，内层可以吸收呼出气体的水汽。

（3）医用防护口罩　可有效的过滤直径≤5μm的感染因子或减少1m以内经飞沫传播疾病的风险，口罩上缘有长度≥8.5cm的可弯折鼻夹。

六、穿脱防护服的评分标准

穿脱防护服的评分标准见表2-6。

表2-6　穿脱防护服的评分标准

操作流程	技术要求及分值
操作前准备（1分）	1. 穿戴规范、着装规范。（0.5分） 2. 用物准备：防护用品（帽子、口罩、防护服、护目镜、面屏、鞋套、手套）、免洗手消毒剂。（0.5分）
戴口罩 （2分）	1. 洗手（标准七步洗手法）。（0.5分） 2. 取出口罩，左手拿住口罩外侧面，右手轻轻拉起口罩的橡皮筋，口罩罩住口、鼻、下巴。（0.5分） 3. 双手食指指尖放在鼻夹，从中间位置开始根据鼻梁形状塑造鼻夹。（1分）
戴帽子（1分）	1. 将长发挽成发髻，刘海向上梳。（0.5分） 2. 将帽子由额前向脑后罩住头部，不让头发外露。（0.5分）
穿防护服（5分）	1. 打开防护衣，将拉链拉至合适位置。（0.5分） 2. 左右手握住袖口的同时，抓住防护服腰部的拉链开口处。（1分） 3. 先穿下肢，后穿上肢，然后将防护帽扣至头部，将拉链完全拉上，领口与面部贴合，无暴露，密封拉链口。（1分） 4. 将护目镜戴到眼部合适部位，调节舒适度。（0.5分） 5. 戴外层手套。（0.5分） 6. 套上内层鞋套，穿靴套。（0.5分） 7. 手卫生。检查穿戴完整性及舒适性。（1分）
脱防护服（5分）	1. 洗手，摘下护目镜。（1分） 2. 一手提衣领，一手将拉链拉到底，不触碰防护服衣领外的其他部位。（1分） 3. 一只手向上提起帽子，使帽子脱离头部，衣袖不触碰面部。（0.5分） 4. 脱袖子：双手由内抓住防护服肩部，反转脱下肩部；双手从后面交叉插入对侧衣袖内将衣袖脱出，手不可接触衣袖外部，衣袖不可触碰周围物品。（1分） 5. 双手抓住防护服内面从上到下边脱边卷，将污染面全部卷入，直至脚踝处脱下，外层手套一并脱下，放入医疗垃圾袋内。（1分） 6. 脱内层鞋套及内层手套。（0.5分）

续表

操作流程	技术要求及分值
摘帽子（1分）	1. 洗手。（0.5分） 2. 将双手伸入帽子耳后内侧边缘，由内向外将帽子取下。（0.5分）
摘口罩（2分）	1. 捏住口罩橡皮筋取下口罩放入医疗垃圾袋内。（1分） 2. 手不可接触口罩前面。（0.5分） 3. 洗手。（0.5分）
提问（1分）	医用防护口罩的效能能持续应用多长时间？（1分） 答：6~8小时。
职业素养（2分）	1. 穿脱顺序合理，动作规范，具有较强的自我保护意识。（1分） 2. 操作流畅。（1分）

注：准备时间1分钟，考试时间11分钟，总分：20分。

第七节　胃管置入术

情境导入

情境描述　患者，男性，46岁。因胃十二指肠溃疡急性穿孔需手术，目前需要给患者行胃肠减压术。

讨论　1. 有哪些方法可判断胃管插入到胃内？

2. 如果插管时患者出现呛咳或呼吸困难应该如何处理？

一、目的

（1）经胃肠减压管引流出胃肠内容物，腹部手术术前准备。

（2）对不能经口进食的患者，从胃管灌入流质食物，保证患者摄入足够的营养、水分和药物，以利早日康复。

二、适应证

（1）昏迷、极度厌食者插管行营养治疗。

（2）胃液检查。

（3）急性胃扩张及食物中毒等。

（4）上消化道穿孔及幽门狭窄。

（5）急腹症有明显胃肠胀气或较大腹部手术前准备。

三、禁忌证

严重的颌面部损伤、食管静脉曲张、近期食管腐蚀性损伤、各种原因的鼻腔阻塞、食管或贲门狭窄或梗阻，严重呼吸困难，精神异常和极度不合作者。

四、操作前准备

（一）物品准备

治疗碗、消毒胃管、弯盘、止血钳、20ml注射器、纱布、治疗巾、无菌手套、液体石蜡、棉签、胶布、夹子及听诊器。

（二）患者准备

（1）核对患者，并对患者的病情进行评估，注意有无禁忌证。

（2）告知患者或家属胃管置入的目的、操作过程及注意事项。

（3）训练患者置管时的配合要领，以保证置管顺利进行。

（4）取下活动义齿。

（5）签署知情同意书。

（三）操作者准备

戴帽子、口罩，操作前洗手。

五、操作步骤

1. 患者体位 患者取坐位或半卧位。不能坐起者可取右侧卧位；昏迷者取去枕平卧位（头后仰）；中毒者可取左侧卧位或仰卧位。

2. 测量置入胃管长度 取出胃管，检查胃管是否通畅，测量胃管置入长度，注意测量后胃管的刻度标记。胃管置入的长度相当于从鼻尖到耳垂，再到胸骨剑突的长度，或从前额发际到胸骨剑突的长度，成人一般为 45～55cm。

3. 置管

（1）于患者颌下铺治疗巾，弯盘置于患者的口角处。

（2）检查鼻腔，清洁鼻孔。

（3）医生戴无菌手套。

（4）用液体石蜡润滑胃管前段，医生左手持纱布托住胃管，右手持胃管前段，沿选定的鼻孔置入胃管，先稍向上而后平行，再向后下缓慢轻轻置入到咽喉部（14～16cm）时，嘱患者做吞咽动作，在吞咽时顺势将胃管置入，直到预定长度。

（5）初步固定胃管，检查胃管是否盘曲在口腔内。

4. 检查胃管的位置 即确定胃管在胃内三种方法。

（1）抽 胃管末端接注射器抽吸，如有胃液抽出，表示已插入胃内。

（2）听 用注射器向胃管内注入 10ml 空气，同时用听诊器听诊胃部，如有气过水声，表示胃管已插入胃内。

（3）看 将胃管末端置于盛水的治疗碗内，观察有无气泡逸出，如果无气泡逸出，表明胃管在胃内；若有气泡连续逸出且与呼吸相一致，表示其误入气管内。

5. 固定

（1）确认胃管在胃内后，将鼻孔处的胃管用胶布缠绕 2 周做标记，并固定于鼻翼两侧。

（2）用纱布拭去患者口角的分泌物，撤弯盘、摘手套。

（3）用胶布将胃管固定于患者的面颊部。

（4）将胃管末端折叠用纱布包好，用夹子夹住，撤治疗巾。

（5）将胃管置患者枕旁备用。

6. 操作后处理

（1）协助患者整理衣物，并恢复其舒适卧位，谢谢患者的合作，嘱患者好好休息。

（2）将所有物品整理好，放于指定位置。

六、注意事项

（1）置管动作要轻、稳，特别注意置管过程是"咽"，不是"插"，尤其是在通过咽喉、食管狭窄处时，以免损伤食管黏膜。

（2）在置管过程中，患者出现恶心呕吐，立即停止置管，嘱患者深呼吸，以分散患者的注意力，缓解紧张情绪。如果出现呛咳、呼吸困难、发绀等，提示胃管误入气管，应立即拔出胃管，休息片刻后再置管。

（3）对于昏迷患者，在置管前将患者的头部后仰，在胃管到达咽喉部时，用左手将患者头部托起向前屈（使下颌紧贴胸骨柄，增大咽喉部通道的弧度），可使胃管顺利进入胃内。

七、并发症与处理

1. 胃管误入气管 主要是由于患者合作不良或不能合作所致。置管前应积极与患者及家属沟通交流，争取患者的合作，另外，采用多种方法验证胃管的位置。

2. 胃食管反流与误吸 主要是由于胃管置留时间过长导致食管下端括约肌松弛，或昏迷、颅脑损伤患者不能吞咽口腔分泌物，易将反流的胃内容物误吸入呼吸道所致。对于胃食管反流患者，可抬高床头，并采用抑酸和促进胃动力药物。另外，对于长期卧床者应积极排痰，发生吸入性肺炎时应用抗生素治疗。

3. 鼻腔出血 主要是由于置管时用力过猛，留置胃管时间过长所致。置管时动作要轻稳，发生出血时可采用缩血管药物，必要时可请专科医生会诊。另外，密切观察患者的鼻黏膜，及时处理黏膜糜烂。

4. 恶心呕吐 置管过程中患者常有流泪、恶心呕吐、咳嗽等症状，可于置管前 3 ~ 5 分钟给予 1% 丁卡因喷雾麻醉后再置管。另外，拔除胃管的速度不能过快、动作不能过猛。

5. 食管黏膜糜烂 主要与长期留置胃管的胃食管反流以及胃管与食管黏膜摩擦，导致的食管黏膜损伤有关。出现食管黏膜糜烂时可采用抑酸治疗。另外，食管黏膜有溃疡、出血时，应及时拔除胃管。

八、胃管置入术操作评分标准

胃管置入术操作评分标准见表 2 - 7。

表 2 - 7　胃管置入术操作评分标准

操作流程	技术要求及分值
术前准备（2 分）	1. 患者准备：核对患者，评估患者病情，告知患者或家属置管的目的、操作过程及注意事项，取下活动义齿，签署知情同意书。（0.5 分） 2. 物品准备：准备治疗碗、消毒胃管、弯盘、止血钳、20ml 注射器、纱布、治疗巾、无菌手套、液体石蜡、棉签、胶布、夹子及听诊器。（0.5 分） 3. 医生准备：戴好帽子、口罩；操作前洗手。（1 分）
体位（1 分）	协助患者取合适体位（1 分）
测量胃管长度（1 分）	取出胃管，检查胃管是否通畅。测量胃管置入长度，注意测量后胃管的刻度标记，成人一般为 45 ~ 55cm（1 分）
置管（5 分）	1. 于患者颌下铺治疗巾，弯盘置于患者的口角处。检查鼻腔、清洁鼻孔。（1 分） 2. 医生戴无菌手套。（1 分） 3. 用液体石蜡润滑胃管前段，左手持纱布托住胃管，右手持胃管前段，沿选定的鼻孔置入胃管，先稍向上而后平行，再向后下缓慢轻轻置入到咽喉部（14 ~ 16cm）时，嘱患者做吞咽动作，在患者吞咽时顺势将胃管置入，直到预定长度。（2 分） 4. 初步固定胃管，检查胃管是否盘曲在口腔内。（1 分）

操作流程	技术要求及分值
检查胃管的位置 （3分）	1. 抽：胃管末端接注射器抽吸，如有胃液抽出，表示已插入胃内。（1分） 2. 听：用注射器从胃管内注入10ml空气，同时用听诊器听诊胃部，如有气过水声，表示胃管已插入胃内。（1分） 3. 看：将胃管末端置于盛水的治疗碗内，观察有无气泡逸出，如果无气泡逸出，表明胃管在胃内；若有气泡连续逸出且与呼吸相一致，表示其误入气管内。（1分）
固定（2分）	1. 确认胃管在胃内后，将鼻孔处的胃管用胶布缠绕2周做标记，固定于鼻翼两侧。（0.5分） 2. 用纱布拭去患者口角的分泌物，撤弯盘、摘手套。（0.5分） 3. 再用胶布将胃管固定于患者的面颊部。（0.5分） 4. 将胃管末端折叠用纱布包好，用夹子夹住，撤治疗巾。（0.5分）
术后处理（1分）	1. 协助患者整理衣物，并恢复其舒适卧位，谢谢患者的合作，嘱患者好好休息。（0.5分） 2. 将所有物品整理好，放于指定位置。（0.5分）
提问（3分）	1. 插胃管过程中出现呛咳、呼吸困难该怎么办？（1分） 答：可能已误入气管，应立刻拔出胃管，让病人充分休息后，再插入胃管。 2. 如果将胃管完全插入，是否会影响引流效果？为什么？（1分） 答：是的，胃管几乎完全插入，往往会在胃内盘曲，从而影响引流效果。 3. 为什么胃管需要插入45～55cm？（1分） 答：鼻孔至会厌部大约15cm，会厌至贲门大约为25cm。因此，45cm时已经通过贲门。继续推进约10cm，可以让胃管位于胃窦部，确保胃部引流效果。
职业素养（2分）	1. 在操作过程中，无菌观念强，动作规范。（1分） 2. 着装整洁，仪表端庄，举止大方，认真细致，表现出良好的职业素质。（1分）

注：准备时间1分钟，考试时间11分钟。总分：20分。操作中不符合无菌要求扣5分。

第八节　导尿术

》》情境导入

情境描述　患者，男性，排尿困难1年余，症状逐渐加重。6小时前感下腹胀痛，尿意强但排不出尿，到急诊诊治，诊断为"尿潴留"。现需对患者实施导尿术。

讨论　1. 男性导尿时，为什么要将阴茎提起？

　　　　2. 长期留置导尿管，需多长时间更换一次导尿管？

一、目的

（1）直接从膀胱导出不受污染的尿标本，做细菌培养，测量膀胱容量、压力及检查残余尿量，鉴别尿闭及尿潴留，以助诊断。

（2）为尿潴留患者放出尿液，以减轻痛苦。

（3）盆腔内器官手术前，为患者导尿，以排空膀胱，避免手术中误伤。

（4）昏迷、尿失禁或会阴部有损伤时，保留导尿管以保持局部干燥，清洁。

（5）抢救休克或垂危患者，正确记录尿量、比重，以观察肾功能。

二、适应证

（1）无菌法取尿标本做检查或做尿细菌学检查。

（2）解除尿潴留。

（3）测定膀胱内残余尿量。

（4）测定膀胱容量和膀胱内压力改变，测定膀胱对冷热刺激的感觉及膀胱本体觉。

（5）行膀胱注水试验，鉴别膀胱破裂。

（6）注入对比剂，进行膀胱造影检查。

（7）昏迷、休克、危重患者尿量监测。

（8）产科手术前的常规导尿。大型手术中持续引流膀胱，防止膀胱过度充盈及监测尿量。腹部手术前彻底排空膀胱以防止术中膀胱损伤。

（9）进行下尿路动力学检查。

（10）膀胱内药物灌注或膀胱冲洗。

（11）探测尿道有无狭窄，了解少尿或无尿原因。

（12）前列腺、膀胱手术后膀胱冲洗。

三、禁忌证

急性尿道炎、急性前列腺炎、急性附睾炎、月经期、尿道狭窄、尿道闭锁等。

四、操作前准备

（一）物品准备

一次性导尿包1个、生理盐水、手套、垫单、标本容器。

（二）患者准备

告知患者导尿的目的、操作过程及注意事项；测量患者血压、呼吸、脉搏。

（三）操作者准备

戴帽子、口罩，洗手。

五、操作步骤

（一）男性患者

1. 体位 患者取仰卧位，臀下垫单。

2. 清洁外阴

（1）打开一次性导尿包上层，取出消毒盘，将消毒盘和污物盘置于外阴旁。

（2）将消毒用的碘伏棉球挤入消毒盘。

（3）左手戴手套，右手夹取碘伏棉球，自上而下，由外向内，消毒阴阜，阴茎和阴囊。然后，左手以无菌纱布裹住阴茎，翻开包皮，暴露尿道口。自尿道口向外旋转擦拭尿道口，龟头及冠状沟。

（4）消毒完毕，撤走污物盘和消毒盘，脱去手套。

3. 消毒

（1）打开一次性导尿包下层，戴无菌手套。

（2）将碘伏棉球挤入消毒盘，再次消毒外阴。

（3）消毒时，以无菌纱布裹住阴茎，翻开包皮，暴露尿道口。依次向外旋转擦拭尿道口、龟头、冠状沟、阴茎和阴囊。

（4）最后再次消毒尿道口。铺无菌洞巾，仅暴露阴茎。

4. 插导尿管 应注意普通导尿管与气囊导尿管的操作步骤不同。

（1）插普通导尿管

1）打开导尿管包装袋，检查导尿管是否通畅。

2）以石蜡油棉球润滑导尿管前端，以止血钳夹闭导尿管末端。将导尿管末端置于消毒弯盘内。

3）以左手拇指、示指提起阴茎，右手持手术镊夹住导尿管前端，缓慢插入尿道15~20cm。

4）松开导尿管夹闭钳，见尿液流出。缓慢退出至无尿液流出时，再插入约2cm，即为留置导尿管的最佳位置。

（2）插气囊导尿管

1）打开导尿管包装袋，取出导尿管，检查导尿管是否通畅，球囊是否漏气。

2）以石蜡油棉球润滑导尿管前端，以止血钳夹闭导尿管末端。将导尿管末端置于消毒弯盘内。

3）以左手拇指、示指提起阴茎，右手持镊子夹住导尿管前端，缓慢插入尿道15~20cm。

4）松开止血钳，见尿液流出再插入导尿管7~10cm（以保证球囊完全进入膀胱）。

5. 留取尿标本 如需留尿培养，应接取中段尿于无菌试管内。导尿完毕，将导尿管慢慢抽出。若需留置尿管，应固定好导尿管。

6. 固定导尿管 应注意普通导尿管与气囊导尿管的操作步骤不同。

（1）普通导尿管 采用胶布固定。用两条蝶形胶布固定在阴茎背侧，再用细长胶布环形固定在阴茎上，切不可使胶布两端重叠，开口处应在阴茎背侧，以免阴茎水肿。

（2）气囊导尿管 采用注水固定。向导尿管球囊内注入生理盐水10~15ml，向外轻拉导尿管有阻力感即可。

7. 后期处理 根据导尿的目的不同，导出尿液或于导尿管末端连接引流袋。收拾操作用物，协助患者穿好衣服，摆好体位。

（二）女性患者

1. 体位 患者取仰卧位，两腿外展并屈髋屈膝，暴露外阴，将垫单置于臀下。

2. 清洁外阴

（1）打开一次性导尿包上层，取出消毒盘，将消毒盘和污物盘置于外阴旁。

（2）将碘伏棉球挤入消毒盘内。

（3）左手戴手套，右手夹取碘伏棉球，自上而下，由外向内，消毒阴阜和大阴唇。然后，以左手分开大阴唇，同样顺序消毒小阴唇和尿道外口。

（4）最后一个棉球从尿道外口消毒至肛门部。消毒完毕，撤走污物盘和消毒盘，脱去手套。

3. 消毒

（1）打开一次性导尿包下层，戴无菌手套。

（2）将碘伏棉球挤入消毒盘，再次消毒外阴。

（3）以左手拇指、示指翻开小阴唇，暴露尿道口，自尿道外口开始，自上而下，由内向外，依次消毒尿道口和小阴唇。

（4）最后再次消毒尿道口，铺无菌洞巾。

4. 插导尿管 应注意普通导尿管与气囊导尿管的操作步骤不同。

（1）插普通导尿管

1）打开导尿管包装袋，检查尿管是否通畅。

2）以石蜡油棉球润滑导尿管前端，以止血钳夹闭导尿管末端，将导尿管末端置于消毒弯盘内。

3）以左手拇指、示指分开小阴唇，右手持镊子夹住导尿管前端，缓慢插入尿道6~8cm。

4）松开止血钳，见尿液流出，缓慢退出至无尿液流出时，再插入约2cm。

（3）插气囊导尿管

1）打开导尿管包装袋，取出导尿管，检查导尿管是否通畅，球囊是否漏气。

2）以石蜡油棉球润滑导尿管前端，以止血钳夹闭导尿管末端，将导尿管末端置于消毒弯盘内。

3）以左手拇指、示指分开小阴唇，右手持镊子夹住导尿管前端，缓慢插入尿道 6～8cm。

4）松开导尿管夹闭钳，见尿液流出后再插入导尿管 7～10cm（以保证球囊完全进入膀胱）。

5. 留取尿标本　如需留尿培养，应接取中段尿于无菌试管内。导尿完毕，将导尿管慢慢抽出，若需留置尿管，应固定好导尿管。

6. 固定导尿管　应注意普通导尿管与气囊导尿管的操作步骤不同。

（1）普通导尿管　采用胶布固定。用胶布固定导尿管于外阴周围皮肤上。

（2）气囊导尿管　采用注水固定。向球囊内注入生理盐水 10～15ml，缓慢向外牵引导尿管至遇到阻力时为止。

7. 后期处理　根据导尿的目的不同，导出尿液或于导尿管末端连接引流袋。收拾操作用物，协助患者穿好衣服，摆好体位。

六、注意事项

由于气囊导尿管的特殊结构，若操作和使用不当可发生一些不良后果，如尿道损伤、气囊嵌顿于尿道等。故在操作中应注意以下内容。

（1）严格无菌操作，预防尿路感染。

（2）插入尿管动作要轻柔，若插入时有阻力，可用无菌钳施以持续助力，见有尿液流出时再插入 2cm，勿过深或过浅，尤忌暴力抽动尿管。

（3）选择导尿管的粗细要适宜，对小儿或怀疑有尿道狭窄者，尿管宜细。

（4）对膀胱过度充盈者，排尿宜缓慢以免骤然减压引起出血或晕厥，反复多次，逐渐排空膀胱。第一次导尿量不可超过 1000ml，以防腹腔内压突然降低，大量血液滞留于腹腔血管内，造成血压下降，产生虚脱；亦可因膀胱突然减压，导致膀胱黏膜充血引起血尿。

（5）测定残余尿时，嘱患者先自行排尿，然后导尿。正常人残余尿量小于 10ml。

（6）插管前应向患者做好解释工作，并告知患者导尿管需由专业人员拔除。尤其对意识障碍者，注意防止其自行拔管造成尿道损伤。

（7）对于前列腺增生患者，因腺体增大变硬或充血水肿，插管时往往在后尿道受阻，因此插管时要观察导尿管插入深度是否达到要求范围，有无尿液流出，切忌盲目充盈水囊，造成尿道损伤。可嘱患者深呼吸，减轻腹压使膀胱颈部肌肉放松，并充分润滑导尿管后徐徐插入膀胱。

（8）妥善固定导尿管及尿袋的位置，导尿管与尿袋之间连接管要有足够长度，防止活动时用力牵拉气囊导尿管造成尿道损伤。

七、并发症与处理

1. 尿道黏膜损伤　多由尿管置入困难时暴力操作所致，表现为尿道外口出血，有时伴血块；尿道内口疼痛，排尿时加重伴局部压痛；部分有排尿困难甚至发生尿潴留；有严重损伤时可出现会阴血肿，尿外渗，甚至直肠瘘；并发感染时出现尿道流脓或尿道周围脓肿。症状较轻者，留置导尿 1 周以上即可，如出现严重损伤，应行尿道镜或开放手术探查。

2. 尿路感染　由于无菌操作不规范、尿道损伤以及留置尿管时间过长所致。主要症状为尿频、尿急、尿痛。当感染累及上尿路时可有寒战、发热，尿道口可有脓性分泌物。尿液检查可有红细胞、白细胞，细菌培养可见阳性结果。当尿路感染发生时，应尽可能拔除导尿管，并根据病情采用合适抗菌药物进行治疗。

3. 血尿 多由膀胱快速失压所致，如血尿较为严重，可根据情况使用止血药物及膀胱冲洗。镜下血尿一般不需特殊处理。

八、相关知识

1. 解剖知识 成年男性尿道全长 18～20cm，有两个生理弯曲，即耻骨下弯和耻骨前弯，耻骨下弯固定无变化，而耻骨前弯则随阴茎位置不同而变化，如将阴茎向上提起与腹部成 90°角，耻骨前弯即可消失，便于插管。三个狭窄：即尿道内口、尿道膜部和尿道外口。女性尿道全长 3～5cm，尿道短、直、粗，富于扩张性，尿道外口靠近引道口，肛门，容易发生尿路感染。

2. 导尿管选择 单腔导尿管用于一次性导尿；双腔导尿管用于留置导尿；三腔导尿管用于膀胱冲洗或向膀胱内注药。

九、导尿术操作评分标准

男性导尿术操作评分标准见表 2－8。

表 2－8　男性导尿术操作评分标准

操作流程	技术要求及分值
术前准备（2分）	1. 医患沟通，测量患者血压、呼吸、脉搏。（1分） 2. 准备导尿包、标本容器、口罩、帽子。（1分）
体位（1分）	患者取仰卧位，臀下垫单。（1分）
清洁（2分）	1. 打开一次性导尿包上层，取出消毒盘，将消毒盘和污物盘置于外阴旁。（0.5分） 2. 将消毒用的碘伏棉球挤入消毒盘。（0.5分） 3. 左手戴手套，右手夹取碘伏棉球，自上而下，由外向内，消毒阴阜，阴茎和阴囊。然后，左手以无菌纱布裹住阴茎，翻开包皮，暴露尿道口。自尿道口向外旋转擦拭尿道口，龟头及冠状沟。（0.5分） 4. 消毒完毕，撤走污物盘和消毒盘，脱去手套。（0.5分）
消毒（4分）	1. 打开一次性导尿包下层，戴无菌手套。（1分） 2. 将碘伏棉球挤入消毒盘，再次消毒外阴。（1分） 3. 消毒时，以无菌纱布裹住阴茎，翻开包皮，暴露尿道口。依次向外旋转擦拭尿道口、龟头、冠状沟、阴茎和阴囊。（1分） 4. 最后再次消毒尿道口。铺无菌洞巾，仅暴露阴茎。（1分）
插入导尿管（4分）	1. 打开导尿管包装袋，检查导尿管是否通畅，是否漏气。（1分） 2. 以石蜡油棉球润滑导尿管前端，以止血钳夹闭导尿管末端。将导尿管末端置于消毒弯盘内。（1分） 3. 以左手拇指、示指提起阴茎，右手持镊子夹住导尿管前端，缓慢插入尿道 15～20cm。（1分） 4. 松开止血钳，见尿液流出，留置导尿管为最佳位置。（1分）
留取尿液样本、导尿（1分）	1. 如需留尿培养，应接取中段尿于无菌试管内。（0.5分） 2. 导尿完毕，将导尿管慢慢抽出。（0.5分）
留置导尿（1分）	若需留置导尿管，应用胶布将导尿管妥善固定。若为气囊导尿管，应注入无菌生理盐水或注气 10～15ml 将气囊充起，并接引流袋。（1分）
术后处理（1分）	1. 嘱患者观察尿液性状，避免不慎拔出尿管。（0.5分） 2. 导尿用物的处理。（0.5分）
提问（2分）	1. 男性病人导尿，为什么将阴茎提起？（1分） 答：男性尿道有两个生理弯曲，如将阴茎向上提起与腹部成 90°角，耻骨前弯即可消失，便于插管。 2. 导尿管的位置对导尿量有什么影响？（1分） 答：位置太深导致排尿量减少，排不净；位置太浅导致导尿管不通畅，影响尿液的排放。
职业素养（2分）	1. 在操作过程中，无菌观念强，动作规范。（1分） 2. 着装整洁，仪表端庄，举止大方，认真细致，表现出良好的职业素质。（1分）

注：准备时间 1 分钟，考试时间 11 分钟。总分：20 分。操作中不符合无菌要求扣 5 分。

女性导尿术操作评分标准见表2-9。

表2-9　女性导尿术操作评分标准

操作流程	技术要求及分值
术前准备（2分）	1. 医患沟通，测量患者血压、呼吸、脉搏。（1分） 2. 准备导尿包、标本容器、口罩、帽子。（1分）
体位（1分）	患者取仰卧位，两腿外展并屈髋屈膝，暴露外阴，将垫单置于臀下。（1分）
清洁（2分）	1. 打开一次性导尿包上层，取出消毒盘，将消毒盘和污物盘置于外阴旁。（0.5分） 2. 将碘伏棉球挤入消毒盘内。（0.5分） 3. 左手戴手套，右手夹取碘伏棉球，自上而下，由外向内，消毒阴阜和大阴唇。然后，以左手分开大阴唇，同样顺序消毒小阴唇和尿道外口。最后一个棉球从尿道外口消毒至肛门部。（0.5分） 4. 消毒完毕，撤走污物盘和消毒盘，脱去手套。（0.5分）
消毒（4分）	1. 打开一次性导尿包下层，戴无菌手套。（1分） 2. 将碘伏棉球挤入消毒盘，再次消毒外阴。（1分） 3. 以左手拇指、示指翻开小阴唇，暴露尿道口，自尿道外口开始，自上而下，由内向外，依次消毒尿道口和小阴唇。（1分） 4. 最后再次消毒尿道口，铺无菌洞巾。（1分）
插入导尿管（4分）	1. 打开导尿管包装袋，检查导尿管是否通畅，是否漏气。（1分） 2. 以石蜡油棉球润滑导尿管前端，以止血钳夹闭导尿管末端，将导尿管末端置于消毒弯盘内。（1分） 3. 以左手拇指、示指分开小阴唇，右手持镊子夹住导尿管前端，缓慢插入尿道6~8cm。（1分） 4. 松开止血钳，见尿液流出，留置导尿管为最佳位置。（1分）
留取尿液样本、导尿（1分）	1. 如需留尿培养，应接取中段尿于无菌试管内。（0.5分） 2. 导尿完毕，将导尿管慢慢抽出。（0.5分）
留置导尿（1分）	若需留置导尿管，应用胶布将导尿管妥善固定。若为气囊导尿管，应注入无菌生理盐水或注气10~15ml将气囊充起，并接引流袋。（1分）
术后处理（1分）	1. 嘱患者观察尿液性状，避免不慎拔出尿管。（0.5分） 2. 导尿用物的处理。（0.5分）
提问（2分）	1. 如果膀胱高度充盈，第一次导尿不应超过多少量，为什么？（1分） 答：不应超过1000ml，以免出现血尿或虚脱。 2. 导尿完毕，尿袋如何放置？为什么？（1分） 答：放在膀胱以下水平，防止尿液倒流。
职业素养（2分）	1. 在操作过程中，无菌观念强，动作规范。（1分） 2. 着装整洁，仪表端庄，举止大方，认真细致，表现出良好的职业素质。（1分）

注：准备时间1分钟，考试时间11分钟。总分：20分。操作中不符合无菌要求扣5分。

第九节　静脉穿刺术

▶▶ 情境导入

情境描述　患者，男性，38岁，因急性阑尾炎入院。现需对行术前常规检查，请你对患者行四肢浅静脉穿刺采血。

讨论　1. 静脉穿刺时，如果抽出鲜红色血液说明什么？应当如何处理？

2. 静脉穿刺时，为什么建议斜行穿刺？

一、目的

通过静脉穿刺可抽取血液，用于临床血液学检查。也可经静脉置入特殊导管，输注营养物质等。也可用于血液透析、血浆置换等。

二、适应证

1. 全血标本 抗凝血标本，主要用于临床血液学检查，如血细胞计数等。

2. 血浆标本 抗凝血经离心后的血浆，内含有凝血因子 I，适用于内分泌激素、血栓和止血情况检测等。

3. 血清标本 不加抗凝剂的血经离心后的血清，内不含凝血因子 I，多适用于临床化学和免疫学检测，如肝功能、血清酶、脂类、电解质等。

4. 血培养标本 培养检测血液中的病原菌。

三、禁忌证

穿刺部位有炎症，感染创面。

四、操作前准备

（一）患者评估

（1）评估病情、治疗情况，意识状态、心理状态、肢体活动能力。

（2）评估对于血标本采集的认知及合作程度。

（3）评估有无生理因素影响，如吸烟、饮食、运动、体位、情绪波动、妊娠以及药物饮酒、茶或咖啡等。

（4）评估需做的检查项目、采血量及是否需要特殊准备。

（5）评估静脉充盈度及管壁弹性，穿刺部位的皮肤状况，如有无水肿、结节、瘢痕、炎症及破损、冻疮、伤口等。

（二）环境评估

清洁、安静、湿度适宜、光线充足，酌情关闭门窗。

（三）操作者准备

修剪指甲，洗手，戴帽子、口罩。

五、操作步骤

1. 贴血标签 核对医嘱、检验单及血标签、采血管，贴血标签于采血管外壁上。

2. 核对患者 携物品至患者床旁，核对床号、姓名、住院号及腕带、采血管等信息，进行告知说明并取得配合。

3. 体位 协助患者取舒适体位。

4. 选择静脉 患者穿刺部位下置垫巾。

5. 消毒皮肤 在穿刺部位上方（近心端）约 6cm 处扎紧止血带，消毒皮肤，直径大于 5cm，待干。

6. 再次核对 操作中查对，嘱患者握拳。

7. 采血 手持采血针，按照静脉注射法穿刺，见回血固定针柄，将采血针另一端刺入真空管上端，真空管内压力自动抽取所需血液量后，松止血带。拔真空管，迅速拔出针头，无菌棉签局部按压 1 ~ 2 分钟。

8. 操作后处理

（1）取下垫巾，协助患者取舒适体位，整理床单。

（2）检查穿刺部位。

（3）操作后查对。

（4）指导患者。

（5）物品分类处理。洗手摘口罩。

（6）记录，标本送检。

六、注意事项

（1）严格执行查对制度和无菌操作制度。

（2）根据项目，采集时间要准确，包括空腹和定时采血。

（3）使用一次性采血用品。

（4）结扎止血带的时间以不超过 40 秒为宜，过长影响血液检查结果。多项目应按照顺序进行，不可用力震荡。

（5）加强条码使用管理，杜绝差错事故。

（6）避免影响检测结果，要及时送检。

（7）物品分类处理要准确。

七、静脉穿刺术操作评分标准

静脉穿刺术操作评分标准见表 2 – 10。

表 2 – 10　静脉穿刺术操作评分标准（以四肢浅静脉为例）

操作流程	技术要求及分值
操作前准备 （3 分）	1. 戴帽子、口罩，洗手（口述）。（1 分） 2. 携用物至床旁，做好解释取得合作。（1 分） 3. 局部肢体放置妥当，暴露采血部位。（1 分）
穿刺操作 （11 分）	1. 在采血部位近心端用止血带绕扎肢体，用消毒棉球对静脉穿刺区域由内向外消毒 2 ~ 3 遍。（2 分） 2. 用左手固定好肢体及穿刺部位，右手持注射器，在预定穿刺点穿刺，穿刺针向静脉近心端呈 30°~ 45°角缓慢刺入，抽取需用量暗红色血液。（4 分） 3. 穿刺完毕后，左手放松止血带。迅速拔出穿刺针，用消毒棉球局部压迫止血 1 ~ 2 分钟，穿刺点覆盖敷料并固定。（4 分） 4. 如需采血则取下针头，将血液顺标本管壁缓慢注入，贴标签送检。（1 分）
提问（3 分）	1. 四肢浅静脉穿刺部位要求是什么？如遇四肢无法穿刺，还有哪些部位可以穿刺？（2 分） 答：四肢浅静脉穿刺部位并无固定要求。选择手足部位的较直、管腔稍粗一些的血管。如四肢无法穿刺，可以选择股静脉、颈外静脉等。 2. 浅静脉炎有哪些表现？（1 分） 答：局部红肿热痛，沿静脉走形呈条索硬化改变。
职业素养 （3 分）	1. 着装规范，仪表大方，举止端庄。（1 分） 2. 动作轻柔、准确、稳重。（1 分） 3. 语言柔和恰当，态度和蔼可亲，关心体贴患者。（1 分）

注：准备时间 1 分钟，考试时间 11 分钟，总分：20 分。

第十节　血压测量法

≫ 情境导入

情境描述　患者，男性，因头晕、头痛 6 小时入院，现需对患者进行血压的测量。

讨论　1. 上肢血压测量时，听诊位置在何处？

　　　　2. 成人上肢血压的正常值是多少？低血压、高血压的界限值是多少？

一、测量方法

常用血压计来间接测量血压，以汞柱式血压计最常用。

血压间接测量可分为诊室血压测量（office blood pressure monitoring，OBPM），动态血压测量（ambulatory blood pressure measurement，ABPM）和家庭血压测量（home blood pressure measurement，HBPM），其中 OBPM 是最常用的血压测量方法，也是目前诊断高血压病、评估疗效的基本方法。

台式水银血压计用于 OBPM，上臂式电子血压计用于 HBPM，动态血压计用于 ABPM。以台式水银血压计常用，但逐渐被电子血压计取代。

根据 Korotkoff 5 期法判断血压值。第 1 期（响亮的拍击声）代表收缩压，第 5 期（声音消失）前的血压为舒张压，收缩压与舒张压之差为脉压。

二、操作步骤

（1）患者取坐位或仰卧位，裸露上臂，袖带缠于上臂（袖带下缘距离肘窝 2～3cm），上臂、血压计与心脏水平一致。

（2）触及肱动脉搏动，听诊器胸件置于肱动脉搏动明显处（切不可将听诊器胸件插入袖带内）。

（3）充气至动脉搏动消失，再升高 20～30mmHg，然后缓慢放气（水银柱下降速度为 2～6mmHg/s）；听到 Korotkoff 音第一音的数值为收缩压，消失音的数值为舒张压。

（4）休息 1 分钟，重复测量 1 次，取平均值报告。如果 2 次的收缩压或舒张压结果相差达 5mmHg 以上，应测量第 3 次，取后 2 次的平均值报告。

（5）如实记录血压值，汞柱血压计尾数以 0mmHg、2mmHg、4mmHg、6mmHg、8mmHg 表示。

三、注意事项

由于血压测量的影响因素较多，应特别注意以下几点。

（1）血压测量前的准备工作。

①检查室内应安静、舒适、温暖。

②测量前 30 分钟禁止患者吸烟和饮用含有咖啡因的饮料，并至少休息 5～10 分钟。

③充分暴露被测量的上肢。

④触诊肱动脉以保证有搏动。

⑤被测量上肢的肱动脉与心脏处于同一水平（坐位时手臂放置于检查桌上比腰部稍高；站立位时手臂则置于中胸部的高度），将袖带均匀紧贴皮肤缠于上臂，使其下缘在肘窝上约 2～3cm。

⑥医生触及肱动脉搏动后，将听诊器胸件置于搏动的肱动脉上，准备听诊。

（2）血压计的选择与要求。

①血压计的袖带宽度约为上肢周径的40%（12～14cm）。

②血压计袖带气囊长度约为上肢周径的80%，以保证能绕上臂1周。

③打开血压计开关后，汞柱的凸面水平应在零位。

④若采用非水银血压计，每次使用前均需校准。

（3）选择合适的袖带，肥胖的人用宽袖带，儿童用窄袖带，以最大限度地减少测量误差。

（4）重复测量时应将袖带内气体完全排空后1分钟再测量。

注：①常规测量上臂血压时，初次测量双臂血压，如果多次测量后双臂血压之差大于10mmHg，则以血压高的一侧作为血压测量的上臂。②当双臂血压（收缩压）之差大于20mmHg时，要进行四肢血压测量。

四、血压测量法操作评分标准

血压测量法操作评分标准见表2-11。

表2-11　血压测量法操作评分标准

操作流程	技术要求及分值
仪表（1分）	仪表端庄、服装整洁。（1分）
评估（2分）	1. 了解患者病情、体位、基础血压及治疗情况。（1分） 2. 与患者沟通语言恰当、耐心解释配合指导。（1分）
操作前准备（2分）	1. 洗手后备齐用物、放置合理。（1分） 2. 检查血压计。（1分）
操作过程（10分）	1. 环境安静、保暖，患者体位正确、舒适（坐位或卧位），核对后向患者解释。（1分） 2. 血压计放置合理。（1分） 3. 打开水银开关，汞柱降至0mmHg。（1分） 4. 去除袖带内气体，皮管不扭曲。（1分） 5. 系袖带位置正确。（1分） 6. 系袖带平整、松紧适宜。（1分） 7. 听诊器放置位置、使用方法正确。（1分） 8. 注气平稳。（1分） 9. 放气平稳（水银柱下降速度为2～6mmHg/s）。（1分） 10. 测量结果正确。（1分）
操作后（3分）	1. 取下袖带，帮助患者整理衣袖。（1分） 2. 整理血压计，保管方法正确，洗手。（1分） 3. 记录正确。（1分）
评价（2分）	1. 动作准确、规范（操作时间＜10分钟）。（1分） 2. 关心患者。（1分）

注：准备时间1分钟，考试时间10分钟。总分：20分。

目标检测

一、选择题

1. 为气管插管患者吸痰时，可选择外径（　　）气管插管内径的吸痰管

　　A. 小于1/2　　　　　　B. 小于2/3　　　　　　C. 大于1/2　　　　　　D. 2/3

2. 每次吸痰的时间不应超过（　　）

　　A. 10s　　　　　　　　B. 15s　　　　　　　　C. 20s　　　　　　　　D. 30s

3. 皮下注射时，针头与皮肤呈（　　）角进针

    A. 20°～30°　　　　　　B. 25°～30°　　　　　　C. 30°～40°　　　　　　D. 30°～45°

4. 皮下注射时，进针深度为针梗的（　　）

    A. 1/2～1/3　　　　　　B. 1/2～2/3　　　　　　C. 1/3～2/3　　　　　　D. 2/3～3/4

5. 对 2 岁以下婴幼儿不宜选用臀大肌注射，因其有损伤（　　）的危险

    A. 坐骨神经　　　　　　B. 迷走神经　　　　　　C. 脊椎神经　　　　　　D. 股神经

6. 肌内注射前的评估内容是（　　）

    A. 确认医嘱和注射卡、询问过敏史　　　　　　B. 向患者和家属解释注射目的和方法

    C. 患者注射部位情况　　　　　　D. 以上都是

7. 穿脱隔离衣时要避免污染的部位是（　　）

    A. 腰带以上　　　　　　B. 袖口　　　　　　C. 胸前　　　　　　D. 衣领

8. 当胃管插入咽喉部多长时？嘱患者做吞咽动作，伴随吞咽活动逐步插入胃管（　　）

    A. 14～16cm　　　　　　B. 12～14cm　　　　　　C. 10～12cm

    D. 16～18cm　　　　　　E. 18～20cm

9. 患者在置鼻胃管过程中，突然出现呛咳、呼吸困难、口唇发绀，最可能的原因为（　　）

    A. 食管穿孔　　　　　　B. 气胸　　　　　　C. 误入气管

    D. 鼻黏膜损伤　　　　　　E. 胃穿孔

10. 导尿管插入困难的原因（　　）

    A. 尿道狭窄　　　　　　B. 前列腺肥大　　　　　　C. 导尿管过粗

    D. 插入方向错误　　　　　　E. 润滑过少

二、思考题

1. 氧气吸入疗法的概念？

2. 氧浓度和氧流量的换算法？

3. 使用隔离衣的目的有哪些？

4. 如何测量置入胃管的长度？

5. 男性插气囊导尿管的方法？

6. 确定胃管插入胃内的三种方法？

第三章　内科常用诊疗操作技能

◉ 学习目标

1. 通过本章学习，能叙述胸腔穿刺术、腹腔穿刺术、动脉穿刺术的目的、适应证、禁忌证、注意事项。掌握胸腔穿刺术、腹腔穿刺术、动脉穿刺术的基本方法。

2. 具有关爱患者、保护隐私、树立责任心和无菌观念，严格规范地进行操作，良好的沟通能力，确保患者安全、舒适。

第一节　胸腔穿刺术

>> 情境导入

情境描述　患者，男性，72 岁。低热、胸闷、胸痛 20 天。胸部 X 线片示右侧中等量胸腔积液。现请你对患者实施诊断性胸腔穿刺，以明确胸腔积液性质。

讨论　1. 胸腔穿刺时为什么要选用肋骨上缘？

2. 诊断性胸腔穿刺时，通常抽取多少胸水？

一、目的

胸腔穿刺的目的分为诊断性和治疗性，诊断性穿刺主要是确定胸腔内有没有胸腔积液，通过胸腔积液的化验检查以及病理检查确定积液的性质或者病因，从而指导治疗。治疗性穿刺主要是通过穿刺抽取胸腔积液或者抽气，减轻胸腔内压迫，还可以通过胸腔穿刺给胸腔注入药物治疗脓胸、胸膜炎，还可以通过胸腔穿刺行人工气胸治疗。

二、适应证

（1）胸膜腔积液需明确诊断。

（2）中、大量胸膜腔积液或气胸，需抽液或抽气以缓解肺压迫症状。

（3）胸膜腔穿刺注射药物以达到治疗目的。

三、禁忌证

（1）止血功能与凝血功能障碍或血小板少于 $60 \times 10^9/L$ 并未有效纠正者。

（2）患者极度衰竭或不能合作者。

（3）拟穿刺点胸部皮肤有化脓性感染者。

四、操作前准备

（一）物品准备

胸膜腔穿刺包、消毒用品、麻醉药品、注射器、胶布、无菌手套、标本容器。

（二）患者准备

告知患者穿刺目的、操作过程及注意事项，并签署知情同意书；测量患者血压、呼吸、脉搏。

（三）操作者准备

戴帽子、口罩，洗手。

五、操作步骤

1. 体位　胸膜腔抽液患者取坐位面向椅背，两前臂置于椅背上，前额伏于前臂上；不能坐起者可取半卧位，患侧前臂上举抱于头枕部。胸膜腔抽气患者通常为半卧位或坐位。

2. 选择穿刺点　通过叩诊、胸部X线、胸部CT或B超检查确定最佳穿刺点。胸膜腔抽液常选择腋前线第5肋间（图3-1），腋中线第6~7肋间（图3-2），腋后线或肩胛线第7~8肋间（图3-3）。胸膜腔抽气常选在患侧锁骨中线第2肋间或腋中线的第4~5肋间。用甲紫棉签在皮肤上标记穿刺点。

3. 消毒　戴帽子、口罩。常规消毒皮肤，以穿刺点为中心，向周边环形扩展至少15cm。戴无菌手套，打开穿刺包，铺盖无菌孔巾，孔巾中心对准穿刺点。

4. 麻醉　核对麻药，并在助手协助下抽取2%利多卡因2~4ml。先在穿刺点皮下注射形成皮丘，然后将注射器垂直于皮肤表面，沿肋骨上缘表皮至胸膜壁层局部行浸润麻醉，间断负压回吸，如无液体、气体或鲜血，则注射麻药。测定刚能够抽出积液或积气时进针的长度作为下一步穿刺大概需要的进针深度。

5. 穿刺　抽吸穿刺针，试验通畅度及有无漏气；止血钳夹闭乳胶管，并向针头方向卷，排出空气；左手紧绷皮肤，右手执穿刺针，沿麻醉点的肋骨上缘缓慢进针，参考麻醉时的进针深度，见有积液流出则停止穿刺，固定穿刺针，将乳胶管连接50ml注射器，松开止血钳，回抽注射器（抽气方法相同）。注射器抽满后，止血钳夹闭乳胶管，取下注射器，排出液（气）体，记录所抽液（气）体量，留取积液标本送检（图3-4）。

6. 拔针　穿刺完毕，嘱患者呼气末屏住气，拔出穿刺针，局部消毒，压迫片刻，无菌敷料覆盖，胶布固定。

7. 术后处理　嘱患者卧床休息，测血压、心率，观察其有无头晕、胸闷、气短症状。及时将抽取的积液标本分送相应检查，按规定处理穿刺用物。

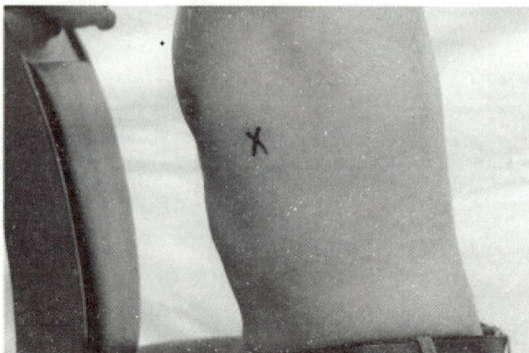

图3-1　腋前线第5肋间

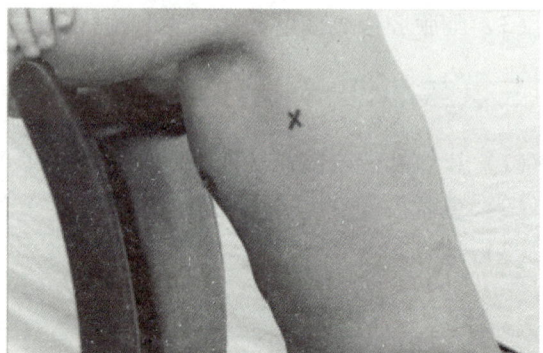

图3-2　腋前线第6~7肋间

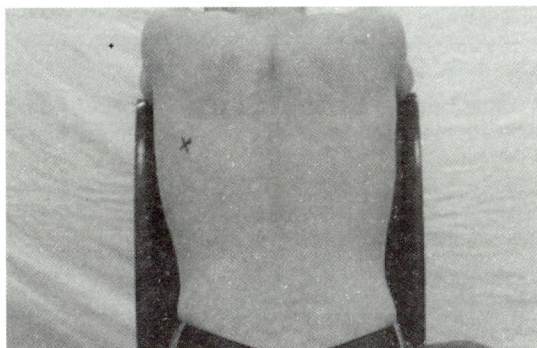

图 3-3　腋后线或肩胛线第 7~8 肋间

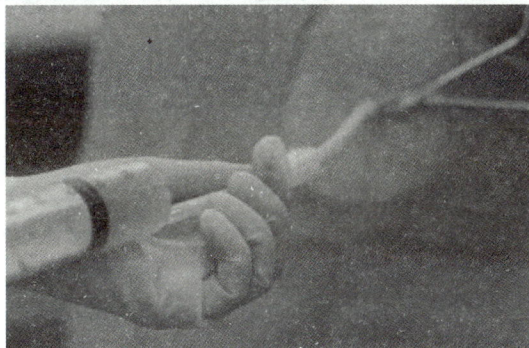

图 3-4　抽液

六、注意事项

（1）对于经反复解释仍精神紧张的患者，可于穿刺前 30 分钟肌内注射地西泮 10mg，同时还可口服可待因 30mg 以止痛、镇咳。

（2）肋间神经、血管位于肋骨的下缘，因此穿刺时应沿肋骨上缘并垂直于皮肤进针。

（3）应避免在肩胛线第 9 肋间和腋后线第 8 肋间以下进行穿刺，防止损伤腹腔脏器。

（4）严格无菌操作，防止空气进入胸膜腔。

（5）每次抽液不宜过快、过多。诊断性抽液为 50~100ml；治疗性抽液为第一次小于 600ml，以后每次小于 1000ml。抽气量通常一次不超过 1000ml，至呼吸困难缓解为止；如抽气量大于 4000ml，应考虑为交通性气胸，须放置胸膜腔闭式引流管。

七、并发症与处理

1. 胸膜反应　在穿刺过程中，如果患者出现面色苍白、头晕、心悸、气短、出汗等症状，立即停止操作，请患者平卧，给予吸氧，可紧急注射 0.1% 肾上腺素 0.3~0.5ml，并进行其他对症处理。

2. 复张性肺水肿　如胸膜腔积液引流速度过快或一次引流量大于 1500ml，可导致受压肺泡快速复张引起复张性肺水肿。主要表现为胸闷、气短、咳泡沫痰。治疗主要为限制液体量、利尿、吸氧，必要时可给予小剂量糖皮质激素。

3. 气胸　气胸的产生原因，一是由于穿刺过深或抽液、抽气过程中患者咳嗽导致针尖刺伤复张的肺，二是在更换注射器或拔除穿刺针时气体进入胸膜腔。少量气胸多可自行吸收，大量气胸须放置胸膜腔闭式引流管。

4. 出血　如穿刺过程中损伤肺，可引起咯血，一般小量可自行停止，如较大量咯血须立即给予止血治疗；如伤及肋间血管，可出现胸壁血肿或血胸，如出血量较大，须行止血治疗并抽出胸内积血，必要时胸腔镜或开胸探查止血；如穿刺点位置过低，可能会误伤肝、脾或肾，可导致出血性休克，应立即抢救，必要时手术治疗。

八、胸腔穿刺术操作评分标准

胸腔穿刺术操作评分标准见表 3-1。

表 3-1 胸腔穿刺术操作评分标准

操作流程	技术要求及分值
术前准备（1分）	1. 医患沟通，签署知情同意书，测量患者血压、呼吸、脉搏。（0.5分） 2. 准备胸膜腔穿刺包、消毒用品麻醉药品、注射器、胶布、无菌手套、标本容器、口罩、帽子。（0.5分）
体位（1分）	协助患者采取合适体位。（1分）
胸部查体（1分）	视、触、叩、听，选择穿刺点。（1分）
消毒铺巾（1分）	常规消毒皮肤，范围15cm；戴无菌手套，打开穿刺包；无菌孔巾中心对准穿刺点（1分）
麻醉（3分）	1. 用注射器吸入2%利多卡因．（1分） 2. 在穿刺点局部皮下注射形成一皮丘，将注射器垂直于皮肤表面，沿肋骨上缘缓慢刺入各层行局部浸润麻醉。（1分） 3. 间断负压回吸，每进2~3mm回吸1次，无液体或血液后注射利多卡因，逐层浸润麻醉，直至胸膜。如有液体吸出，则提示进入胸膜腔，退针并记录穿刺针长度。（1分）
穿刺（4分）	1. 抽吸穿刺针，试验通畅度及检查乳胶管有无漏气。（1分） 2. 夹闭乳胶管，并向针头方向卷，排出空气，估算穿刺深度。（1分） 3. 左手紧绷皮肤，右手执穿刺针，沿麻醉点的肋骨上缘进针直至相应深度，见有积液流出，停止穿刺，左手固定穿刺针。（2分）
抽液（3分）	1. 将乳胶管连接注射器，松开血管钳，回抽注射器。（1分） 2. 注射器抽满后，血管钳夹闭乳胶管，取下注射器，排出液体，留取标本。（1分） 3. 循环重复上述操作。诊断性穿刺抽液50~100ml；治疗性穿刺首次小于600ml，以后每次小于1000ml。注意抽液速度不能过快。（1分）
拔针（1分）	1. 穿刺完毕，嘱患者呼气末屏住气，拔出穿刺针。（0.5分） 2. 局部消毒，压迫片刻；无菌敷料覆盖，胶布固定。（0.5分）
术后处理（2分）	1. 嘱患者卧床休息，测血压、心率，观察患者有无头晕、胸闷、气短等症状。（1分） 2. 记录抽液量及性质，分送相应检查。（0.5分） 3. 穿刺用物的处理。（0.5分）
提问（2分）	1. 诊断性胸膜腔穿刺时，一般抽取多少毫升胸水？（1分） 答：抽取50~100ml。 2. 胸膜腔穿刺时，出现胸膜反应有哪些表现？（1分） 答：头昏、面色苍白、心悸、胸闷、昏厥、连续咳嗽等。
职业素质（1分）	1. 操作过程中严格遵循无菌原则。（0.5分） 2. 动作稳定、操作熟练、流程准确。（0.5分）

注：准备时间1分钟，考试时间11分钟。总分：20分。操作中不符合无菌要求扣5分。

第二节　腹腔穿刺术

≫ 情境导入

　　情境描述　患者，女性，63岁。乙型肝炎肝硬化病史10年，逐渐性腹胀1个月入院。查体：腹部膨隆，移动性浊音阳性。现请你放腹水为患者缓解症状。

　　讨论　1. 大量腹腔放液后，为什么要用腹带束紧腹部？

　　　　　2. 大量腹腔积液可以一次性把腹水抽净吗，为什么？

一、目的

　　明确腹腔积液的性质，找出病原，协助诊断。适量的抽出腹水，以减轻患者腹腔内的压力，改善血液循环。

二、适应证

（1）原因未明的腹膜腔积液，检查积液的性质，协助确定病因或腹腔给药。

（2）大量腹腔积液的穿刺放液，以减轻大量腹腔积液引起的呼吸困难或腹胀症状。

三、禁忌证

（1）肝性脑病先兆，放腹腔积液可加速肝性脑病发作。

（2）腹膜炎广泛粘连者。

（3）巨大卵巢囊肿，妊娠中后期。

（4）严重电解质紊乱。

四、操作前准备

（一）物品准备

治疗盘、穿刺包、皮尺、血压计、消毒液、无菌棉球、麻醉药等。

（二）患者准备

（1）询问患者有无麻醉药过敏史，向患者解释穿刺的目的、术中注意事项及配合要求。

（2）签署知情同意书。

（3）嘱患者排空膀胱（排尿）。

（三）操作者准备

（1）衣帽整洁，戴帽子、口罩，洗手。

（2）检查患者的生命体征、腹部体征，测量腹围，观察病情变化。

（3）与患者进行良好的沟通。

五、操作步骤

1. 患者体位　患者取坐位或半坐位、平卧位、稍左侧卧位。再次进行腹部检查，叩诊移动性浊音，确认有腹腔积液。

2. 选择穿刺点

（1）通常选择脐与左髂前上棘连线中、外 1/3 交点处，此处不易损伤腹壁动脉（图 3-5）。

（2）脐与耻骨联合连线中点上 1.0cm，偏左或偏右 1.5cm 处（图 3-6）。

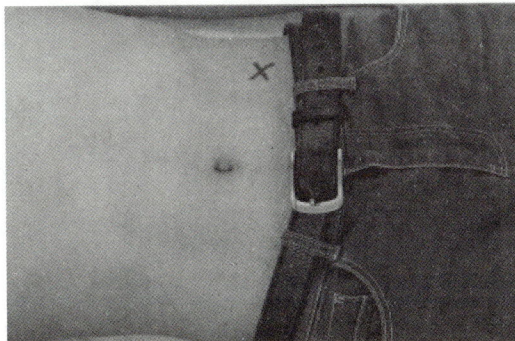

图 3-5　脐与左髂前上棘连线中、外三分之一交点

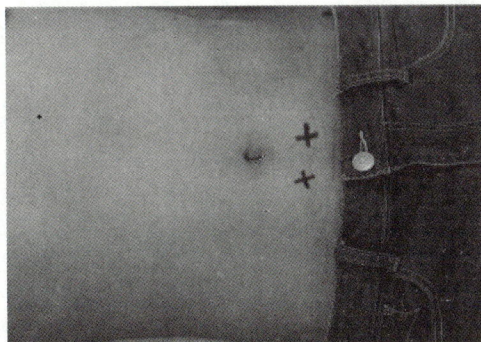

图 3-6　脐与耻骨联合连线中点上 1.0cm，偏左或偏右 1.5cm 处

（3）少量腹腔积液患者取侧卧位，取脐水平线与腋前线交点，此处常用于诊断性穿刺。

（4）包裹性分隔积液，需在 B 超指导下定位穿刺。

3. 消毒

（1）自穿刺点由内向外常规消毒 2 遍，范围以穿刺点为中心，直径为 15cm，第 2 遍的消毒范围不要超过第 1 遍。

（2）戴无菌手套，铺消毒孔巾。

4. 麻醉
以 2% 利多卡因于穿刺点自皮肤至壁腹膜逐层向下浸润麻醉（先在皮下打 1 个直径为 5 ~ 10mm 的皮丘）。

5. 穿刺

（1）操作者以左手示指与拇指固定穿刺部位皮肤，右手持针经麻醉路径垂直刺入皮肤后，以 45° 刺入腹壁再垂直刺入腹膜腔，当针头阻力突然消失时，表示针尖已进入腹膜腔，即可抽取腹腔积液 20 ~ 100ml 置于消毒容器中送检。

（2）术中观察患者的反应，并注意保暖。

6. 放液

（1）诊断性穿刺时，可直接采用 20ml 或 50ml 无菌注射器和 7 号针头进行穿刺。

（2）大量放液时，可用针尾连接橡皮管的 8 号或 9 号针头穿刺（助手用消毒止血钳固定针头，并夹闭橡胶管）。

（3）一般放液每次 3000 ~ 6000ml，肝硬化患者第一次放液不能超过 3000ml。

7. 加压固定
拔出穿刺针，覆盖消毒纱布，以手指压迫数分钟，再用胶布固定。

8. 操作后处理

（1）协助患者整理衣物，恢复舒适卧位，术后测量患者的生命体征、腹围，嘱患者平卧，并使穿刺针孔位于上方，防止腹腔积液漏出。谢谢患者的合作，嘱患者好好休息。

（2）将所有物品整理好，放于指定位置。

六、注意事项

（1）放液速度不宜过快、放液量不宜过多，可在腹部加压沙袋，以防腹压骤降，内脏血管扩张而造成血压降低，甚至发生休克。若腹腔积液流出不畅，可将穿刺针稍作移动或稍变换体位。

（2）术后嘱患者取仰卧位，使穿刺孔位于上方，可防止腹腔积液渗漏。若有大量腹腔积液，腹膜腔压力太高，可采用腹带加压包扎。

（3）放液前后均应测量腹围、脉搏、血压，观察病情变化。

（4）诊断性穿刺时，应立即送检腹腔积液常规、生化、细菌培养和脱落细胞检查。

七、并发症与处理

1. 肝性脑病与电解质紊乱
主要与放液速度过快、放液量过多、禁忌证掌握不严格有关。处理措施包括以下内容。

（1）严格掌握禁忌证。

（2）严格控制放液速度和放液量。

（3）积极维持酸碱平衡和电解质平衡。

2. 出血、损伤脏器
可能与患者凝血功能障碍、穿刺不规范和动作粗暴等有关。处理措施如下。

（1）操作前复查凝血功能。

（2）准确选择穿刺点，操作过程中动作要轻、稳。

3. 感染　可能与无菌观念不严格有关。处理措施如下。

（1）严格无菌操作。

（2）进行合理的抗菌治疗。

4. 休克　可能与穿刺放液速度过快、放液量过多有关。处理措施如下。

（1）严格控制放液速度和放液量。

（2）采取补液、吸氧等措施。

八、腹腔穿刺术操作评分标准

腹腔穿刺术操作评分标准见表3-2。

表3-2　腹腔穿刺术操作评分标准

操作流程	技术要求及分值
术前准备（2分）	1. 询问患者有无过敏史，向患者解释穿刺的目的、术中注意事项及配合要求。签署知情同意书。（1分） 2. 嘱患者排空膀胱（排尿）。准备治疗盘、穿刺包、皮尺、血压计、消毒液、无菌棉球、麻醉药等。（0.5分） 3. 操作者衣帽整洁、戴口罩，洗手。检查患者的生命体征、腹部体征，测量腹围，观察病情变化。与患者进行良好的沟通。（0.5分）
体位（1分）	协助患者取合适体位。再次进行腹部检查，叩诊移动性浊音，确认有腹腔积液（1分）
选择穿刺点（4分）	1. 通常选择脐与左髂前上棘连线中、外1/3交点处，此处不易损伤腹壁动脉。（1分） 2. 脐与耻骨联合连线中点上1.0cm，偏左或偏右1.5cm处。（1分） 3. 取脐水平线与腋前线交点（侧卧位），此处常用于诊断性穿刺。（1分） 4. 包裹性分隔积液，需在B超指导下定位穿刺。（1分）
消毒（2分）	1. 自穿刺点由内向外常规消毒2遍，范围以穿刺点为中心的直径15cm，第2遍的消毒范围不要超过第1遍。（1分） 2. 戴无菌手套，铺消毒孔巾。（1分）
麻醉（2分）	以2%利多卡因于穿刺点自皮肤至壁腹膜逐层向下浸润麻醉（先在皮下打直径为5~10mm的皮丘）。（2分）
穿刺（4分）	1. 操作者以左手示指与拇指固定穿刺部位皮肤，右手持针经麻醉路径垂直刺入皮肤后，以45°刺入腹壁再垂直刺入腹膜腔，当针头阻力突然消失时，表示针尖已进入腹膜腔，即可抽取腹腔积液20~100ml置于消毒容器中送检。（3分） 2. 术中观察患者的反应，并注意保暖。（1分）
加压固定（1分）	拔出穿刺针，覆盖消毒纱布，以手指压迫数分钟，再用胶布固定。（1分）
术后处理（2分）	1. 协助患者整理衣物，恢复舒适卧位，术后测量患者的生命征、腹围，嘱患者平卧，并使穿刺针孔位于上方，以免腹腔积液漏出。（1分） 2. 将所有物品整理好，放于指定位置。（1分）
提问（2分）	1. 穿刺后为什么要腹带加压？（1分） 答：防止腹内压迅速下降。 2. 对于肝硬化患者，一次放液量不超过多少？（1分） 答：一次放液量不超过3000ml，放液过多可诱发肝性脑病和电解质紊乱。
职业素质（1分）	1. 操作过程中严格遵循无菌原则。（0.5分） 2. 动作稳定、操作熟练，流程准确。（0.5分）

注：准备时间1分钟，考试时间11分钟。总分：21分。操作中不符合无菌要求扣5分。

第三节　动脉穿刺术

≫ 情境导入

情境描述　患者，男性，80岁，确诊肺心病15年，发热、咳嗽、喘息3天，需做动脉血气分析检查，请为患者行股动脉穿刺采血。

讨论 1. 抽动脉血行血气分析时，为什么穿刺后要将注射器针头立即插入软木塞？

2. 抽动脉血行血气分析前，为什么要用肝素冲洗注射器？

一、目的

用于测量动脉血压，用于麻醉中的动脉血压检测，监测患者的生命体征变化；用动脉穿刺针抽取动脉血进行血生化、血气等检测；也可以用来做股动脉或桡动脉穿刺插入导丝，进行动脉血管造影或各种介入治疗。

二、适应证

进行血气、乳酸和丙酮酸等测定，判断患者氧合及酸碱平衡情况，为诊断、治疗、用药提供依据。

三、禁忌证

（1）慢性严重心、肺或肾脏疾病、晚期肿瘤。

（2）周围皮肤炎症或动脉痉挛以及血栓形成。

（3）有出血倾向者。

四、操作前准备

（一）患者准备

（1）评估病情、治疗情况，意识状态、心理状态、肢体活动能力。

（2）评估对于动脉血标本采集的认知及合作程度。

（3）评估穿刺部位的皮肤及动脉搏动情况。

（4）评估用氧或呼吸机使用情况。

（5）评估有无血液性传染病史。

（二）环境评估

清洁、安静温湿度适宜、光线充足，酌情关闭门窗。

（三）操作者准备

修剪指甲，戴帽子、口罩，洗手。

五、操作步骤

1. 贴血标签 核对医嘱、检验单及血标签、采血管，血标签待采血后贴好。

2. 核对患者 携物品至患者床旁，核对床号、姓名、住院号及腕带、采血标贴等信息，进行告知说明并取得配合。

3. 体位 协助患者取舒适体位。

4. 选择动脉 患者穿刺部位下置垫巾，选择合适动脉。

5. 预置容量 打开血气针，将针栓拉至底部，排气后再至预设位置1.6ml。

6. 消毒皮肤 患者穿刺部位消毒直径大于8cm，待干。医生非持针手部示指和中指消毒2次，或戴无菌手套。

7. 再次核对 操作中查对。

8. 采血　以非持针手的示、中指固定穿刺动脉，另一手持动脉血气针与皮肤呈 45°～90°刺入，穿刺成功，动脉血自然涌入至预设位置。

9. 拔针　迅速拔出针头，无菌棉签或纱布局部按压 5～10 分钟。

10. 处理标本　排出穿刺针内气泡。针头卸下，盖上隔绝空气的针座帽。手搓标本管 5 秒保证抗凝剂充分作用。

11. 操作后处理

（1）取下垫巾，协助患者取舒适体位，整理床单。

（2）检查穿刺部位。

（3）操作后查对。

（4）指导患者。

（5）物品分类处理。洗手摘口罩。

（6）记录，标本送检。

六、注意事项

（1）严格执行查对制度和无菌操作原则。

（2）桡动脉穿刺点为前臂掌侧腕关节上 2cm，动脉搏动明显处。股动脉穿刺点在腹股沟股动脉搏动明显处。新生儿宜选择桡动脉穿刺，因股动脉穿刺垂直进针时易伤及髋关节。

（3）拔针后局部用无菌纱布或砂袋加压止血，以免出血或形成血肿。

（4）为了防止气体逸散，血气标本必须隔绝空气，立即送检。

（5）有出血倾向者慎用动脉穿刺法采集动脉血标本。

（6）加强条码使用管理，杜绝差错事故发生。

（7）有饮水、洗澡、运动者采血前患者需休息 30 分钟后再采血，以免影响检查结果。

七、动脉穿刺术操作评分标准

动脉穿刺术操作评分标准见表 3－3。

表 3－3　动脉穿刺术操作评分标准

操作流程	技术要求及分值
评估（2分）	1. 身体状况、吸氧状况和呼吸机参数的设置等。（1分） 2. 穿刺部位皮肤及动脉搏动情况。（1分）
物品准备（2分）	1. 洗手，戴帽子、口罩。（1分） 2. 备齐物品。（1分）
操作（9分）	1. 核对、解释。（1分） 2. 打开血气针，将针栓拉至底部，排气后再至预设位置1.6ml。（2分） 3. 消毒皮肤，术者消毒示指、中指，以两指固定动脉，持血气针在两指间垂直或与动脉走向呈45°～90°刺入，穿刺成功，动脉血自然涌入至预设位置。（4分） 4. 迅速拔出针头，排出穿刺针内气泡。针头卸下，盖上隔绝空气的针座帽。手搓标本管5秒保证抗凝剂充分作用。用无菌棉签或纱布在穿刺部位按压5～10分钟。（2分）
操作后处理（1分）	1. 整理物品。（0.5分） 2. 标本立即送检。（0.5分）
评价（2分）	1. 动作轻柔，准确、稳重。（1分） 2. 正确指导患者，检查穿刺部位。（1分）
职业规范（1分）	1. 着装规范，仪表大方，举止端庄。（0.5分） 2. 语言柔和恰当，态度和蔼可亲，关心体贴患者。（0.5分）

续表

操作流程	技术要求及分值
理论（3 分）	1. 动脉穿刺术的目的。（1 分） 2. 动脉穿刺术的注意事项。（2 分）
提问（2 分）	1. 动脉穿刺术的目的。（1 分） 答：主要用于动脉血生化、血气分析。 2. 血气分析检查处在股动脉处采血，通常还可以在哪些动脉采血？（1 分） 答：还可以在桡动脉或肱动脉处采血。
职业素质（2 分）	1. 着装规范，仪表大方，举止端庄。（0.5 分） 2. 语言柔和恰当，态度和蔼可亲，关心体贴患者。（0.5 分） 3. 动作轻柔，准确、稳重。（1 分）

注：准备时间 1 分钟，考试时间 11 分钟。总分：24 分。操作中不符合无菌要求扣 5 分。

第四节　腰椎穿刺术

≫ 情境导入

情境描述　患者，男性，18 岁，疑诊为乙型脑炎，检查脑脊液，需行腰椎穿刺术。

讨论　1. 进针深度多少？

　　　　2. 正常侧卧位脑脊液压力为？

　　　　3. 标本送检要求？

一、目的

腰椎穿刺术是指一种为检查脑脊液的性质、测定颅内压力、蛛网膜下腔有无阻塞，或进行药物鞘内注射的一种经皮腰椎穿刺诊断技术。

二、适应证

（1）颅内压力测定与蛛网膜下腔有无阻塞。

（2）颅内感染：不同类型的脑膜炎、脑炎等。

（3）脑血管意外：蛛网膜下腔出血、脑出血、脑梗死等。

（4）其他疾病：脑膜肿瘤、脱髓鞘疾病等。

（5）鞘内注射。

三、禁忌证

（1）拟行气脑或脊髓造影者。

（2）濒危患者。

（3）颅内高压、脑疝等。

（4）严重凝血功能或出血倾向。

（5）穿刺部位有感染。

四、操作前准备

（一）物品准备

腰椎穿刺包。2%利多卡因 5ml。消毒用品。

（二）患者准备

（1）充分告知病情及该操作的目的、步骤、方法、风险与注意事项。

（2）排空膀胱，平静呼吸。

（三）操作者准备

（1）核对患者。

（2）签署知情同意书。

（3）检查：生命体征、意识状态、眼底。

（4）其他资料：CT、MRI 等。

五、操作步骤

1. 体位　患者侧卧于硬板床，背部垂直于床面，头尽量屈曲、贴于前胸，双手抱膝、紧贴腹部，躯干弯曲呈弓形；或由助手在术者对面，一只手挽患者头部，另一只手挽双下肢腘窝处，两手用力抱紧，使脊柱尽量后凸，使椎间隙增宽，利于进针。

2. 穿刺点　一般穿刺点选两侧髂嵴最高点连线与后正中线的交界点，相当于第 3~4 腰椎的棘突间隙，也可根据病情选取上一或下一腰椎间隙进行穿刺。

3. 消毒铺单　常规消毒皮肤 3 遍，戴无菌手套、铺洞巾，检查穿刺针有无倒刺、是否对位良好，检查穿刺包内物品是否齐全。

4. 麻醉　以 2%利多卡因 2~3ml，自皮肤至椎间韧带行逐层浸润麻醉。

5. 穿刺　医生以左手固定穿刺点皮肤，右手持穿刺针；穿刺针垂直于患者背部，针尖稍向头部倾斜，缓慢进针。进针深度，成人 4~6cm，儿童 2~4cm。穿刺时出现阻力突然消失的落空感，即为针头穿过韧带与硬脑膜，此时将针芯缓慢抽出，见脑脊液流出即可（图 3-7）。

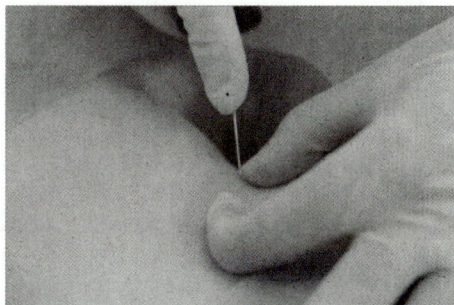

图 3-7　腰椎穿刺

6. 测压　放液前接测压管测量颅内压，嘱患者放松，缓慢伸直双下肢，以免腹压影响脑脊液压力数值。

7. 拔针　操作结束，将针芯插入穿刺针后，拔出穿刺针；穿刺点消毒后覆盖无菌纱布，稍用力压迫片刻后，以胶布固定。

8. 整理用物、标本送检。

9. 术后观察　嘱患者去枕平卧 4~6 小时，测量生命体征，监测病情改变情况。

六、相关知识

1. 穿刺点常规消毒　碘酊以穿刺点为中心环形消毒 1 遍，以 75%乙醇脱碘 2 遍。

2. 局部浸润麻醉　以 2%利多卡因沿穿刺点逐层注入组织内，以阻滞组织中的神经末梢而达到局部麻醉作用。

3. 脑脊液压力 正常侧卧位脑脊液压力为 80～180mmH$_2$O。

💡 **素质提升**

遵守行为规范和职业道德

《中华人民共和国医师法》第二十五条："医师在诊疗活动中应当向患者说明病情、医疗措施和其他需要告知的事项。需要实施手术、特殊检查、特殊治疗的，医师应当及时向患者具体说明医疗风险、替代医疗方案等情况，并取得其明确同意；不能或者不宜向患者说明的，应当向患者的近亲属说明，并取得其明确同意。"第五十八条："严重违反医师职业道德、医学伦理规范，造成恶劣社会影响的，由省级以上人民政府卫生健康主管部门吊销医师执业证书或者责令停止非法执业活动，五年直至终身禁止从事医疗卫生服务或者医学临床研究。"因此在诊疗活动中应当以病人为中心，加强人文关怀，严格遵守医疗卫生法律、法规、规章和诊疗相关规范，恪守职业道德。

七、腰椎穿刺术操作评分标准

腰椎穿刺术操作评分标准见表 3－4。

表 3－4　腰椎穿刺术操作评分标准

操作流程	技术要求及分值
穿刺前准备（5分）	1. 患者体位、姿势正确。（1分） 2. 穿刺点选择正确。（1分） 3. 常规消毒皮肤正确：常规消毒皮肤范围，以穿刺点为中心消毒直经约15cm。（2分） 4. 戴好帽子、口罩。（1分） 以上准备工作在实训操作中不一定能够体现，但需要做好口述。
穿刺顺序（10分）	1. 穿刺前先测量血压。（1分） 2. 麻醉正确：铺洞巾，以2%利多卡因自皮肤到椎间韧带作局部麻醉。（1分） 3. 穿刺正确：术者用左手固定穿刺点皮肤，右手持穿刺针以垂直背部的方向缓慢刺入，针尖稍斜向头部；测压；撤去测压管，收集脑脊液2～5ml送检；如需作培养时，应用无菌操作法留标本；术后整理用物等。（8分）
提问（3分）	1. 腰椎穿刺术的进针深度？（1分） 答：成人进针深度4～6cm，儿童2～4cm。 2. 穿刺成功后为什么缓慢放液？（1分） 答：当针头穿过韧带与硬脑膜时，有阻力突然消失落空感。此时可将针芯慢慢抽出，防止脑脊液流出过快造成脑疝）。 3. 正常侧卧位脑脊液压力为？（1分） 答：80～180mmH$_2$O 或 40～50 滴/分。
职业素质（2分）	1. 在操作过程中，无菌观念强，动作规范。（1分） 2. 着装整洁，仪表端庄，举止大方，认真细致，表现出良好的职业素质。（1分）

注：准备时间1分钟，考试时间11分钟。总分：20分。

第五节　骨髓穿刺术

》 **情境导入**

情境描述　患者，女性，30岁，血常规见三系减少，现须行骨髓穿刺术。

讨论　1. 术前准备有哪些？

2. 穿刺成功的标志是?

3. 标本送检要求。

一、目的

骨髓穿刺术是指一种采集骨髓液,对其细胞形态学、病原生物学、细胞培养、细胞遗传学等方面进一步检查、分析进行疾病诊断与鉴别的一种常用诊断技术。

二、适应证

(1) 不明原因的血细胞数量或形态学异常者。

(2) 各种血液病的诊断、鉴别诊断及疗效观察。

(3) 不明原因的肝、脾、淋巴结肿大及长期发热者。

(4) 骨髓细菌培养或涂片寻找某些传染病或寄生虫病病原体。

三、禁忌证

(1) 穿刺部位有感染。

(2) 血友病严重者。

四、操作前准备

(一) 物品准备

骨髓穿刺包。2% 利多卡因 5ml。消毒用品。

(二) 患者准备

(1) 充分告知病情及该操作的目的、步骤、方法、风险与注意事项。

(2) 排空大小便,平静呼吸。

(三) 操作者准备

(1) 核对患者。

(2) 签署知情同意书。

(3) 检查:生命体征检查等。

五、操作步骤

1. 穿刺点　骨髓穿刺点可有多种选择。

(1) 髂后上棘　位于骶椎两侧,臀部上方骨性突出部位,骨面平坦、易固定,操作方便,危险性极小(图 3 - 8)。

(2) 髂前上棘　髂前上棘后 1~2cm,优点同髂后上嵴(图 3 - 9)。

(3) 胫骨前缘　胫骨粗隆下 1cm 的胫骨前内侧骨面最宽处,多用于小儿。

(4) 胸骨　胸骨柄、胸骨体相当于第 1、2 肋间隙中线部位,该处骨髓含量丰富,易采集骨髓液,但胸骨较薄,且后有心房、大血管,穿刺风险大。

(5) 腰椎棘突　腰椎棘突突出的部位,穿刺难度大,不常用。

2. 体位　体位由穿刺部位决定,髂后上棘穿刺取俯卧位,髂前上棘、胸骨、小儿胫骨穿刺取仰卧位,腰椎棘突穿刺取坐位或侧卧位。

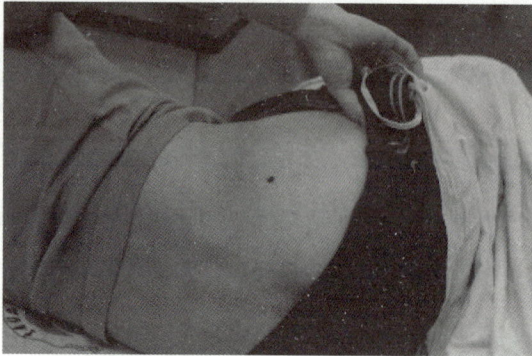

图 3-8　髂前上棘

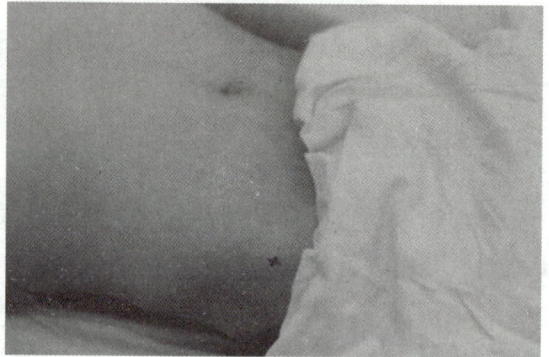

图 3-9　髂前上棘

3. 消毒铺单　以穿刺点为中心常规消毒皮肤 3 遍，戴无菌手套、铺洞巾，检查穿刺针有无倒刺、是否对位良好，检查穿刺包内物品是否齐全。

4. 麻醉　以 2% 利多卡因 2~3ml，自皮肤局部浸润麻醉直至骨膜，局部按压使麻醉药物充分吸收。

5. 固定　医生将骨髓穿刺针固定器固定在适当的长度上，髂后与髂前上棘穿刺一般长度为 1.5cm，胸骨、腰椎棘突穿刺或小儿骨髓穿刺一般为 1.0cm。

6. 穿刺　医生以左手固定穿刺部位，右手持骨穿针垂直骨面刺入，胸骨穿刺时，针与骨面成 30~40° 角斜行刺入，当针尖接触到骨质后，保持骨穿针垂直行左右旋转、缓缓刺入，有落空感且穿刺针固定，提示穿刺针已进入骨髓腔。

7. 抽取骨髓液　缓慢拔出骨穿针针芯，接上干燥的 10ml 或 20ml 注射器，稍用力抽吸，见少量红色骨髓液，抽取量以 0.1~0.2ml 为宜。

8. 骨髓涂片　拔下注射器，重新插入针芯；将抽取的骨髓液滴于载玻片上，快速涂片数张送检；如需行骨髓的细菌培养，则重新接上注射器，抽吸骨髓液 1~2ml。

9. 拔针　操作结束，将针芯插入穿刺针后，拔出穿刺针；穿刺点消毒后覆盖无菌纱布，稍用力压迫片刻后，以胶布固定。

10. 整理用物、标本送检。

11. 术后观察　嘱患者卧床休息 1 天，3 天内保持穿刺部位清洁、干燥。

六、相关知识

1. 穿刺点常规消毒　碘酊以穿刺点为中心环形消毒 1 遍，以 75% 乙醇脱碘 2 遍。

2. 麻醉　局部浸润麻醉，以 2% 利多卡因沿穿刺点分层注入组织内，以阻滞组织中的神经末梢而达到局部麻醉作用。

七、骨髓穿刺术操作评分标准

骨髓穿刺术操作评分标准见表 3-5。

表 3-5　骨髓穿刺术操作评分标准

操作流程	技术要求及分值
术前准备（5分）	1. 患者体位、姿势正确。（1分） 2. 穿刺点选择正确。（1分） 3. 常规消毒皮肤正确：常规消毒皮肤范围，以穿刺点为中心消毒直径约15cm。（2分） 4. 戴好帽子、口罩。（1分） 以上准备工作在考场中不一定能够体现，但需要向考官做好口述。

续表

操作流程	技术要求及分值
穿刺顺序（10分）	1. 麻醉正确：铺洞巾，以2%利多卡因自皮肤到骨膜作局部麻醉。（1分） 2. 穿刺正确：术者将骨髓穿刺针固定器固定在适当的长度上。（1分）用左手固定穿刺点皮肤，右手持穿刺针垂直骨面缓慢刺入，当针尖接触骨质时，则将穿刺针围绕针体长轴左右旋转，缓缓钻刺骨质。（3分） 3. 拔出针芯，接上干燥的10ml或20ml注射器，用适当力量抽吸。快速涂片数张。（3分） 4. 如需作培养时，应用无菌操作法留标本。（1分） 5. 术后整理用物等口述。（1分）
提问（3分）	1. 骨髓穿刺术的进针深度？（1分） 答：髂骨穿刺约1.5cm。 2. 穿刺成功后患者感觉？（1分） 答：若针头确在骨髓腔内，抽吸时患者会感到一种轻微酸痛。 3. 骨髓抽取量为？（1分） 答：涂片以0.1~0.2ml为宜。
职业素质（2分）	1. 在操作过程中，无菌观念强，动作规范。（1分） 2. 着装整洁，仪表端庄，举止大方，认真细致，表现出良好的职业素质。（1分）

注：准备时间1分钟，考试时间11分钟。总分：20分。

第六节　三腔二囊管止血法

≫ 情境导入

情境描述　患者，男性，60岁，少量呕血2天，乙肝病史25年。突发大量呕血500ml，诊断为食管胃底静脉曲张破裂出血，须行三腔二囊管止血法。

讨论　1. 术前准备有哪些？

　　2. 插管成功的标志是？

　　3. 标本送检要求。

一、目的

三腔二囊管止血法是指使用三腔二囊管压迫术（tamponade of sengstaken – blakemore tube），对药物治疗无效的、门静脉高压引起的食管胃底静脉曲张破裂大出血，进行暂时止血，为后续有效止血做准备的一种临床治疗方法。

二、适应证

食管胃底静脉破裂出血患者紧急止血。

三、禁忌证

（1）患者病情危重或深昏迷无法配合。

（2）胸腹主动脉瘤患者。

（3）咽喉、食管肿瘤病变或曾行该处手术者。

（4）严重高血压、冠心病、心功能不全患者慎用。

四、操作前准备

（一）物品准备

1. 三腔二囊管准备

（1）检查三腔管是否通气，并行注气试验。

（2）检查胃囊、食管囊是否漏气，并充分了解 2 个气囊分别的容积与膨胀情况。

（3）3 个腔通道行分别标记，并确认管腔上 45cm 与 60cm 处的刻度。

（4）用注射器抽尽 2 个气囊中的气体，并在末端以血管钳夹闭，将石蜡油涂抹于三腔管远端及气囊表面润滑备用。

2. 其他物品准备　带滑车装置的输液架，50ml 注射器 1 个，血管钳 3 把，液体石蜡油 50ml，2% 利多卡因 10ml，无菌纱布若干，0.5kg 沙袋或灌水的输液瓶 1 个。

（二）患者准备

（1）充分告知患者病情及本次操作的目的、步骤、方法、风险与注意事项，高度紧张或躁动不安者，可肌内注射异丙嗪 25mg 或地西泮 10mg。

（2）嘱患者排空大小便，指导其平静呼吸。

（三）操作者准备

（1）核对患者。

（2）签署知情同意书。

（3）检查：测量生命体征等。

（4）洗手，戴帽子口罩。

五、操作步骤

1. 体位　患者取平卧位，头偏向一侧。

2. 麻醉　行鼻腔与咽喉部局麻。

3. 插管　自鼻腔将石蜡油润滑的三腔二囊管插入至咽喉部，嘱患者做吞咽动作，以进一步将三腔二囊管插入至 60cm 标记处，抽取胃液；若自胃管中抽及胃液与胃内积血，或向其内注气时能听到胃内气过水声，提示管端已达胃部。

4. 注气及牵引　以注射器向胃囊内注入空气 200ml 左右，用去袖带的血压计直接测压，保持囊内压于 50~60mmHg；以血管钳夹紧胃囊开口部以免漏气，缓慢向外牵拉至有轻度弹性阻力感（提示膨胀的胃囊已紧贴胃底黏膜上），以 0.5kg 重物（沙袋或盛少量水的 500ml 的空输液瓶）通过输液架上安装的滑车装置，顺身体纵轴持续牵引，角度呈顺鼻腔方向 45° 左右，并于露出鼻唇部的三腔管处作醒目标记以观察。

5. 观察与加压　仍有呕血的患者，向食管囊内注入空气 100ml 左右，压力为 20~30mmHg，用以压迫食管下段曲张静脉，继续观察出血情况。

6. 减压　持续压迫一般不能超过 24 小时，达 24 小时须减压 30 分钟，患者口服液体石蜡油 20ml 后10 分钟，将管道略插入少许后放气，先抽尽食管囊内气体，再放尽胃囊内气体；如仍未止血，减压 30 分钟后再次行充气与牵引。

7. 拔管　出血停止超过 24 小时即可拔管，压迫时间一般不超 72 小时，有间断出血者可酌情延长；拔管前患者口服液体石蜡 20~30ml，抽尽 2 个气囊内气体后，缓慢抽出。

六、相关知识

门脉高压症（portal hypertension，PHT）又称门静脉血压过高，是指多种原因所致门静脉血循环障碍，门静脉系统压力升高所引起的临床综合征，临床表现为脾大、脾功能亢进、食管胃底静脉曲张，并可有腹水、呕血、黑便等症状。

七、三腔二囊管止血术操作评分标准

三腔二囊管止血术操作评分标准见表3-6。

表3-6　三腔二囊管止血术操作评分标准

操作流程	技术要求及分值
插管前准备（5分）	1. 协助患者取正确体位与姿势。（1分） 2. 戴好帽子、口罩。（1分） 3. 其他物品准备齐全。（1分） 4. 检查三腔二囊管。（2分）
插管操作（10分）	1. 三腔二囊管液体石蜡油润滑。（1分） 2. 麻醉。（1分） 3. 经鼻腔插管位置正确，嘱患者做吞咽动作，继续插管至60cm处。可正确判断管端已达胃部（3分）。 4. 注气及牵引：向胃囊内注入空气正确，用血管钳夹紧，再缓慢向外牵拉，行持续牵引，操作及角度正确。（2分） 5. 观察并会判断是否需要加压，正确进行减压与拔管。（2分） 6. 术后整理用物等口述。（1分）
提问（3分）	1. 插管深度？（1分） 答：约60cm。 2. 牵引为何与鼻唇部呈45°角？（1分） 答：以防局部鼻腔黏膜及唇部皮肤过度受压而产生溃烂坏死。 3. 并发症有哪些？（1分） 答：吸入性肺炎、窒息、食管炎、食管黏膜坏死、心律失常等。
职业素质（2分）	1. 在操作过程中，无菌观念强，动作规范。（1分） 2. 着装整洁，仪表端庄，举止大方，认真细致，表现出良好的职业素质。（1分）

注：准备时间1分钟，考试时间11分钟。总分：20分。

第七节　耻骨上膀胱穿刺造瘘术

≫ 情境导入

情境描述　患者，男性，60岁，尿路梗阻10天，须行耻骨上膀胱穿刺造瘘术。

讨论　1. 术前准备有哪些？
2. 穿刺成功的标志是什么？
3. 标本送检有哪些要求？

一、目的

耻骨上膀胱穿刺造瘘术是指患者有尿道梗阻时，于耻骨上作膀胱造瘘术，引流膀胱内尿液到体外，暂时性或永久性地解决患者排尿困难的一种治疗措施，可以避免经尿道放置导尿管对膀胱的刺激，避免影响尿道阴道瘘修补伤口的愈合等。

二、适应证

1. 急、慢性尿潴留 尿道外伤、尿道结石、尿道狭窄、前列腺增生或癌变、神经源性膀胱、先天性后尿道瓣膜等造成的急慢性尿潴留。

2. 暂时性改道 部分尿道修补术与整形术后，或膀胱开放性手术后，须行暂时性改道的患者。

三、禁忌证

（1）严重的凝血功能障碍。
（2）膀胱癌合并尿潴留。
（3）下腹部皮肤、软组织感染严重。
（4）下腹部及盆腔手术史，且局部组织器官粘连严重，或巨大盆腔肿瘤患者。

四、操作前准备

（一）物品准备

（1）穿刺包 膀胱穿刺套管针、尖手术刀、持针器、缝线；洞巾1块、弯盘2个、止血钳2把、纱布3块、棉球数个、小消毒杯2个。
（2）其他相关用品 导尿管、一次性引流袋、10ml注射器、心内注射针、无菌手套。
（3）常规消毒用品。
（4）麻醉药品 2%利多卡因或1%普鲁卡因5~10ml。

（二）患者准备

（1）充分告知患者病情及本次操作的目的、方法、步骤、风险与注意事项。
（2）术前使用抗生素控制膀胱内感染。
（3）已有留置导尿管者，加强膀胱冲洗。
（4）确认穿刺部位，必要时B超定位标记。
（5）术前备皮。

（三）操作者准备

（1）核对患者。
（2）签署知情同意书。
（3）明确术前诊断，判断患者的生命体征、意识状态、心理状态。
（4）洗手，戴帽子口罩。

五、操作步骤

1. 体位 患者取平卧位；或骶部以下向下倾斜；或于臀下用枕头垫高，利于暴露膀胱。

2. 穿刺点 取下腹正中线，耻骨联合上方2~3cm。

3. 消毒 确认膀胱充盈充分后，行常规消毒与铺巾等。

4. 麻醉 硬膜外麻醉或经皮逐层局部浸润麻醉，将注射器以近乎垂直皮肤的角度刺入膀胱，回抽出尿液，即可确认穿刺部位。

5. 穿刺 尖手术刀切开皮肤1~2cm，逐层切开皮下筋膜、腹直肌前鞘；右手持套管针缓慢垂直刺入膀胱，左手置于下方保护；刺入膀胱前壁时有明显落空感。

6. 引流　拔出套管针针芯，见尿液流出时，将套管针外鞘向膀胱腔内继续深入 2～3cm，以防其脱出膀胱；将相应管径的导尿管经外鞘插入膀胱；见尿液流出后再向下稍插入 5cm，向气囊内注入适量生理盐水；拔出套管，适当外牵导尿管，使球囊贴于膀胱壁，减少尿液外渗、膀胱壁渗血，减轻对膀胱的刺激。

7. 术后处理　连接尿袋后固定尿管，2～3 天更换敷料，1 周更换尿袋，1 月换管。

六、相关知识

1. 尿潴留　是指膀胱内充满尿液但是不能正常排出。

2. 硬膜外麻醉　是指硬膜外间隙阻滞麻醉，即将局麻药注入硬膜外腔，进行脊神经根阻滞，使其支配区域产生暂时麻痹，又称硬膜外间隙阻滞麻醉。

七、耻骨上膀胱造瘘术操作评分标准

耻骨上膀胱造瘘术操作评分标准见表 3 - 7。

表 3 - 7　耻骨上膀胱造瘘术操作评分标准

操作流程	技术要求及分值
术前准备（5 分）	1. 协助患者取正确体位、姿势。（1 分） 2. 戴好帽子、口罩。（1 分） 3. 消毒、麻醉、及其他用物准备齐全。（1 分） 4. 检查膀胱造瘘穿刺包等。（2 分）
穿刺操作（10 分）	1. 消毒、麻醉。（1 分） 2. 打开穿刺包内层，铺洞巾。（1 分） 3. 检查包内物品：膀胱穿刺套管针，引流袋，缝合针、缝合线等。（1 分） 4. 穿刺操作：皮肤切口 1～2cm，以尖手术刀切开皮肤、皮下筋膜、腹直肌前鞘；右手将套管针垂直缓慢刺入膀胱，左手于下方保护；刺入膀胱前壁时有明显落空感。（3 分） 5. 置管、接取尿液标本、接引流袋。（2 分） 6. 缝合固定、无菌纱布覆盖。（1 分） 7. 操作结束；术后整理用物等。（1 分）
提问（3 分）	1. 术中膀胱壁上的动脉出血怎么处理？（1.5 分） 答：结扎出血点，以免血管回缩再出血。 2. 烟卷式引流一般在术后多久拔除？（1.5 分） 答：一般在术后 24～48 小时拔除。
职业素质（2 分）	1. 在操作过程中，无菌观念强，动作规范。（1 分） 2. 着装整洁，仪表端庄，举止大方，认真细致，表现出良好的职业素质。（1 分）

注：准备时间 1 分钟，考试时间 11 分钟。总分：20 分。

第八节　灌肠术

》》 **情境导入**

情境描述　患者，女性，30 岁，次日行子宫肌瘤切除术，拟于行不保留灌肠。

讨论　1. 术前准备有哪些？

　　　　2. 标本送检要求？

一、目的

灌肠术是指将一定量的溶液经由肛门、直肠灌入结肠，帮助患者清洁肠道，排便、排气，通过肠道供给药物或营养，以达到确定诊断、进行治疗的技术。灌肠术分为不保留灌肠术和保留灌肠术，不保留灌肠根据灌肠液的量进一步分大量不保留灌肠术和小量不保留灌肠术。

二、适应证

（一）不保留灌肠术

1. 大量不保留灌肠术

（1）为即将手术、分娩或须行肠道检查的患者进行肠道准备。

（2）灌入低温液体，为高热患者降温。

（3）稀释和清除肠道内有害物质，减轻中毒。

（4）刺激患者肠蠕动、软化粪便，解除便秘，排除肠内积气，减轻腹胀。

2. 小量不保留灌肠术

（1）为腹部或盆腔手术后患者，老年及年幼患者，解除腹胀与便秘。

（2）排除肠道内积气，减轻腹胀症状。

（二）保留灌肠术

（1）将药物自肛门灌入，保留在肠道内，通过肠黏膜吸收，达到治疗目的。

（2）用于镇静、催眠及治疗肠道感染。

三、禁忌证

1. 消化道出血、妊娠、急腹症、严重心血管疾病等患者　禁止灌肠。

2. 直肠、肛门、结肠等术后及大便失禁患者　不宜保留灌肠。

3. 肝性脑病患者　禁用肥皂液等碱性液体为灌肠溶液。

4. 伤寒患者　灌肠压力要低，以免损害回盲末端的淋巴组织，引起肠出血、肠穿孔等并发症；因此灌肠溶液的量不得超过500ml，灌肠溶液的液面不得高于肛门30cm。

5. 充血性心力衰竭及水钠潴留患者　禁用等渗盐水为灌肠溶液。

四、操作前准备

（一）物品准备

1. 大量不保留灌肠术

（1）器械准备　灌肠筒，肛管，水温计，治疗盘，弯盘，血管钳，润滑剂，棉签，橡胶单及治疗巾，卫生纸等。

（2）常用灌肠溶液　0.1%～0.2%肥皂液。中暑患者用4℃等渗盐水。成人每次用量为500～1000ml，儿童用量酌情减少。溶液温度多为39～41℃，降温时温度取28～32℃。

（3）其他　便器，输液架，屏风，绒毯等。

2. 小量不保留灌肠术

（1）器械准备　温开水5～10ml，注洗器，小容量灌肠筒或量杯，肛管，治疗盘，弯盘，血管钳，润滑剂，橡胶单及治疗巾，棉签，卫生纸等。

（2）常用灌肠溶液　123 溶液（50% 硫酸镁 30ml、甘油 60ml、温开水 90ml 配成）。甘油 50ml 加等量的温开水。溶液温度取 38℃。

3. 保留灌肠术

（1）器械准备　温开水 5～10ml，注洗器，小容量灌肠筒或量杯，肛管，治疗盘，弯盘，血管钳，润滑剂，橡胶单及治疗巾，棉签，卫生纸等。

（2）常用灌肠溶液　肠道炎症用抗生素溶液，剂量遵医嘱。镇静催眠用水合氯醛溶液。灌肠溶液的量不超过 200ml，溶液温度取 38℃。

（二）患者准备

（1）充分告知患者病情及灌肠操作的目的、方法、步骤、风险与注意事项。

（2）指导患者积极配合，学会深呼吸，操作时取合适的卧位。

（3）尽量排空大小便。

（三）操作者准备

（1）核对患者。

（2）签署知情同意书。

（3）检查：测量生命体征等。

（4）洗手，戴帽子口罩。

五、操作步骤

（一）大量不保留灌肠术

1. 体位　协助患者取左侧卧位，双膝屈曲，将裤脱至腘窝处；将臀部移至床沿，臀下垫橡胶单和治疗巾，臀边放弯盘；不能自主控制排便的患者可取仰卧位，臀下放便器。

2. 润管排气　将灌肠筒挂于输液架上，液面距肛门 40～60cm，将肛管前端润滑，排净管内空气，夹管。

3. 插管灌液　分开患者臀部，暴露肛门，嘱患者深呼吸，右手持肛管轻轻插入肛门，进入直肠 7～10cm；固定肛管，去钳松管，使灌肠溶液缓缓流入，即将灌完时迅速夹管。

4. 拔出肛管　用卫生纸包住肛管，轻轻拔出并置于弯盘内，将肛门擦净。

5. 术后处理　协助患者平卧，嘱尽量忍耐 5～10 分钟后再排便；排便后取出便器，撤去橡胶单与治疗巾；注意观察粪便的颜色、性质和量，必要时留取标本并送检。

（二）小量不保留灌肠术

（1）使用灌肠筒的液面距肛门须超过 30cm。

（2）灌肠溶液全部注毕后夹管，再注入温开水 5～10ml，抬高肛管末端，使灌肠溶液全部注入直肠；嘱患者尽量保留溶液 10～20 分钟。

（3）其余处置同大量不保留灌肠术。

（三）保留灌肠术

1. 体位　根据患者病情采取不同的体位。慢性细菌性痢疾患者，病变多位于乙状结肠、直肠，灌肠时取左侧卧位。阿米巴痢疾患者，病变多位于回盲部，灌肠时取右侧卧位。

2. 操作　嘱患者将臀部移至床沿，抬高臀部约 10cm；右手持肛管轻轻插入肛门至直肠深度 10～15cm，注药完毕后注入 5～10ml 温开水，保留灌肠溶液 1 小时以上。

六、相关知识

（1）肝性脑病主要治疗措施之一是灌肠，用以减少肠内有毒物质，保持排便通畅。通过灌肠导泻，清除肠内氨物质从而减轻肝性脑病。肠内保持偏酸环境 pH 值 5 ~ 6，血氨会逸出肠黏膜进入肠腔，形成铵盐排除体外。

（2）心衰患者主要治疗措施之一是控制体内细胞外液的容量，以控制钠盐摄入，减轻患者体液潴留，降低心脏前负荷，缓解心衰，禁用等渗盐水。

七、灌肠术操作评分标准

灌肠术操作评分标准见表 3 - 8。

表 3 - 8　大量不保留灌肠术操作评分标准

操作流程	技术要求及分值
术前准备（5 分）	1. 患者体位、姿势正确。（1 分） 2. 洗手，戴好帽子、口罩。（1 分） 3. 器械准备齐全。（2 分） 4. 灌肠溶液准备正确。（1 分）
灌肠操作（10 分）	1. 安置便器，铺设橡胶单、治疗巾。（1 分） 2. 筒内液面与肛门的距离正确，润管排气方法正确。（2 分） 3. 插管灌液操作手法正确，插管深度正确，灌入液体缓慢。（3 分） 4. 拔出肛管手法步骤正确，术后处理正确。（2 分） 5. 整理记录。（1 分） 6. 术后整理用物等口述。（1 分）
提问（3 分）	1. 插管深度为多少？（1 分） 答：7 ~ 10cm。 2. 灌肠溶液量是多少？（1 分） 答：成人一般 500 ~ 1000ml，儿童酌情减少。 3. 灌肠过程中患者出现面色苍白，出冷汗，脉搏增快，剧烈腹痛，心慌气急时，如何处理？（1 分） 答：立即停止灌肠，并给予紧急处理。
职业素质（2 分）	1. 在操作过程中，无菌观念强，动作规范。（1 分） 2. 着装整洁，仪表端庄，举止大方，认真细致，表现出良好的职业素质。（1 分）

注：准备时间 1 分钟，考试时间 11 分钟。总分：20 分。

目标检测

一、选择题

1. 下列情况禁用诊断性腹腔穿刺术的是（　　）

　　A. 小儿及老人　　　　　B. 精神状态不正常者　　　C. 严重腹胀者

　　D. 昏迷者　　　　　　　E. 病史不清者

2. 采集动脉血标本前如患者饮热水，为避免影响检查结果（　　）分钟后再取血

　　A. 10　　　　　　　　　B. 20　　　　　　　　　　C. 30

　　D. 40　　　　　　　　　E. 60

3. 腰椎穿刺的绝对禁忌证是（　　）

　　A. 高血压　　　　　　　B. 心脏病　　　　　　　　C. 脑疝形成

D. 癫痫　　　　　　　　　E. 贫血

4. 压颈试验完全梗阻（Queckenstedt 试验阳性）见于（　　）

　　A. 多发性硬化　　　　　　B. 脊髓肿瘤　　　　　　　C. 急性脊髓炎

　　D. 视神经脊髓炎　　　　　E. 脊髓亚急性联合变性

5. 颅内压增高患者腰穿的主要危险是（　　）

　　A. 促使肿瘤扩散　　　　　B. 引起颅内出血　　　　　C. 诱发脑疝

　　D. 诱发癫痫发作　　　　　E. 导致脑血管痉挛

6. 卧位腰椎穿刺的脑脊液压力正常值是（　　）

　　A. 50 ~ 180mmH$_2$O　　　　　　　　　　B. 80 ~ 180mmH$_2$O

　　C. 120 ~ 180mmH$_2$O　　　　　　　　　D. 80 ~ 220mmH$_2$O

　　E. 70 ~ 170mmH$_2$O

7. 骨髓穿刺术的禁忌证为（　　）

　　A. 血友病　　　　　　　　B. 腰椎骨折　　　　　　　C. 多发性骨髓瘤累及骨盆

　　D. 前一次穿刺后局部皮肤感染　　　　　E. 幼儿

8. 成人骨髓穿刺术最常选用的穿刺部位是（　　）

　　A. 胸骨　　　　　　　　　B. 髂后上棘　　　　　　　C. 胫骨上端

　　D. 棘突　　　　　　　　　E. 肋骨

9. 对肥胖的患者来说，骨髓穿刺术最常选用的穿刺部位是（　　）

　　A. 胸骨　　　　　　　　　B. 髂后上棘　　　　　　　C. 胫骨上端

　　D. 棘突　　　　　　　　　E. 髂前上棘

10. 患者肝硬化住院，突发呕血，约 200ml，最简易有效的方法是（　　）

　　A. 观察　　　　　　　　　B. 温开水 50ml　　　　　C. 抗感染治疗

　　D. 剖腹探查　　　　　　　E. 三腔二囊管压迫止血

二、思考题

1. 胸腔穿刺进针点如何选择？

2. 常用灌肠术有哪几种？

3. 抽取骨髓液的量一般是多少？有何原因？

4. 腹腔穿刺术的并发症？

5. 腰椎穿刺最常见的并发症？

6. 胸腔穿刺避免气胸应注意？

7. 在三腔二囊管充气压迫后，如胃管通畅，如何直接判断止血效果？

第四章　院前急救基本技能

第一节　心肺复苏术

≫ 情境导入

情境描述　患者，男性，被人发现倒地，临床带教老师和你一起进行院前急救。

讨论　1. 请问现场需要用到什么院前急救技术？

2. 如何判断患者是否为呼吸心跳骤停患者？

3. 如何进行心脏按压及人工呼吸？

4. 如果患者心跳恢复后该怎么办？

一、目的

及时发现和确认心跳呼吸骤停患者，能通过应用心肺复苏术积极恢复患者的有效循环和呼吸状态。

二、适应证

所有心跳呼吸骤停的患者。

三、禁忌证

（1）有不接受心肺复苏术的遗嘱。

（2）患者死亡时间过长，已出现尸斑和尸僵。

（3）出现头部和（或）胸部严重损伤等情况，现场无法实施心肺复苏操作。

四、操作前准备

确认现场安全，已做好自我防护。

五、操作步骤

（一）判断现场安全

（1）确认现场是否出现落石、建筑物倒塌等风险。

（2）确认患者没有连接有电的电线。

（3）确认现场无火灾、车祸、急性中毒等灾害场景。

（4）对于落水者需要有水下救护的专业训练基础。

（二）判断患者的反应

（1）将患者平放在硬质平面（地面、硬床板等）。

（2）双手适度拍打患者的双肩。

（3）在患者两侧耳边大声呼叫患者。

（三）立即启动急救医疗服务体系

立即呼叫周边的人或自己拨打急救电话（120或医院内急救电话），告知患者的数量、伤情和现场救援情况，请求予以医疗支援。

（四）判断呼吸及脉搏

1. 观察呼吸

（1）首先确定患者口腔内没有固体异物，如有应当立即清除，如果有活动义齿，也应当去除。

（2）松解患者上衣。

（3）观察患者的胸部确定是否有起伏，鼻翼是否有扇动。

（4）观察时间5~10秒。

2. 观察呼吸的同时，检查患者脉搏，检查位置在抢救者同侧的颈动脉

（1）一只手的示指与中指并拢，摸到喉结。

（2）向施救者同侧滑动1.5~2cm的肌肉间隙。

（3）触摸5~10秒。

（五）心脏按压

（1）按压部位：两乳头连线中点，胸骨下端。

（2）手法：一只手张开，另一只手十指交叉握住前手，将手掌根部置于按压部位。

（3）双上肢伸直，肩、肘、腕关节连线与地面垂直，用上身重力下压。

（4）按压频率100~120次/分，按压深度5~6cm，下压：放松为1:1。具体操作见图4-1。

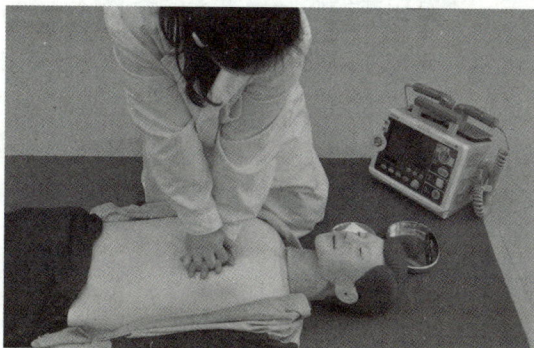

图4-1 心脏按压

（六）开放气道，常采取仰头抬颏法

（1）一只手的掌根部放在患者的前额，另一只手的示指和中指并拢，放在患者下颏的骨性区域。

（2）双手合力将头向后抬起，使下颏与耳垂的连线与地面垂直。

（3）如患者存在颈椎损伤可能，应采取开放气道应采取托颌法。即将手放置在患者头部两侧，握紧伤病员下颌角，用力向上托下颌。如伤病员紧闭双唇，可用拇指把口唇分开；如果需要行口对口呼吸，则将持续上托。成人头部后仰的程度为下颌角与耳垂连线垂直地面。具体操作见图4-2。

（七）人工呼吸

（1）保持气道开放，并用按压前额的手的拇指和示指捏紧患者的鼻翼，关闭鼻孔。

（2）施救者自然吸气。

（3）施救者用口包住患者的口，缓慢吹气。

（4）吹气的同时观察胸部，使胸部能够明确地起伏。

（5）将口离开患者口部，同时放开捏紧的鼻翼，令患者呼气，吹气时间不小于1秒。具体操作见图4-3。

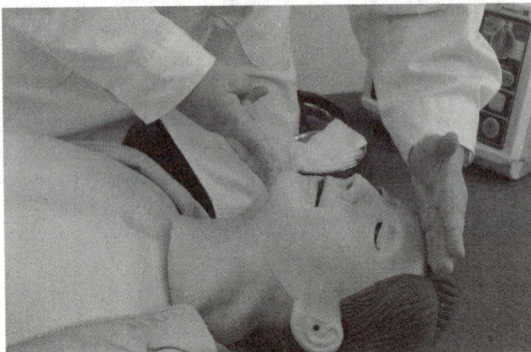

图4-2　开放气道（仰头抬颏法）

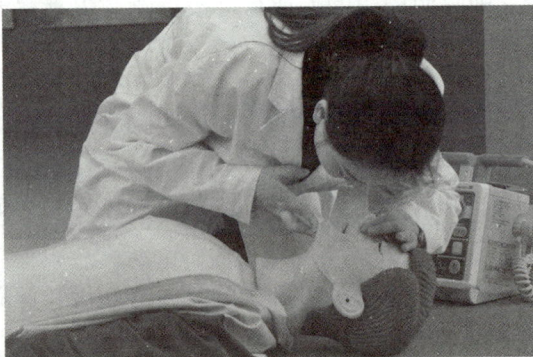

图4-3　口对口人工呼吸

六、相关知识

1. 高级生命支持（ACLS）的核心　包括判断心跳呼吸骤停、协助心跳呼吸骤停的患者维持循环和呼吸，采用电击及药物的手段帮助恢复自主循环。

2. 在抢救过程中，要求紧密衔接"四环"　即及时发现、尽快启动急救体系、尽快心脏按压以及尽快实施电除颤。结合专业处置，还包括尽快将自主循环恢复的患者送到医院进行复苏后处理。

💡 素质提升

公民掌握心肺复苏术的意义

心跳呼吸骤停是医学上最危急的情况，及时、有效的心肺复苏是抢救心跳呼吸骤停患者最直接有效的措施。国内外各种原因引起的院外心跳呼吸骤停的发生率较高，但经及时抢救并送往医院救治的成功率却不足三分之一。影响心肺复苏成功率的因素很多，但发现患者呼吸心跳骤的第一目击者未能掌握基本的心肺复苏术是重要原因之一。因此，心肺复苏术作为保障人民生命重要的技术亟需积极普及推广。通过对全社会公民进行科普宣教、培训，心肺复苏术的普及可以有效的提升院外心跳呼吸骤停患者的生存率。同时，我们需要注意在实际急救现场公民们普遍存在一种恐惧、慌张心理，抢救心跳呼吸骤停患者时公民心理存在一种害怕感，因而很有必要向他们讲授治病救人的崇高精神及医学科学思想去克服心理障碍。

七、单人施救者成年人基础生命支持技能测试评分标准

单人施救者成年人基础生命支持技能测试评分标准见表 4 – 1。

表 4 – 1　单人施救者成年人基础生命支持技能测试评分标准

操作流程	技术要求及分值
操作前准备（4分）	1. 着装整洁。（2分） 2. 检查模型及相关器材。（2分）
操作步骤（12分）	1. 现场安全性：站立于模型旁，用眼神环视四周，口述：环境安全。（1分） 2. 评估：迅速判断患者意识；呼叫患者，轻拍患者肩部两侧（5～10秒）；观察胸廓起伏，判断患者呼吸（5～10秒）。（3分） 3. 检查呼救和脉搏：触摸颈动脉，同时观察胸廓有没有起伏（5～10秒），确认患者呼吸、脉搏停止，口述"没有呼吸和脉搏"，立即呼救："请启动 EMS 系统！取来除颤仪（或 AED）！"（1分） 4. 胸外按压：按压时双手位置正确（第一周期）。足够的速率：100～120次/分，即15～18秒内施以每组30次胸外按压（第二周期）。足够的幅度：按压幅度5～6cm，要求30次按压中至少有23次符合此标准（第三周期）。让胸壁完全回弹，要求30次按压中至少有23次符合此标准（第四周期）。（4分） 5. 人工呼吸：开放气道（压额抬颌法），如有异物即取出，如没有口述没有异物即可；口对口或使用隔离面罩，形成密闭气道；缓慢吹气，吹气时间大于1秒，胸廓充分回弹。（3分）
提问（2分）	1. 成人心脏按压的部位在哪里？（1分） 答：按压部位两乳头连线中点，胸骨下端。 2. 成人心脏按压的频率和深度是多少？（1分） 答：按压频率100～120次/分，按压深度5～6cm。
职业素质（2分）	1. 复苏质量：尽量减少中断，在10秒或更短时间内口对口人工呼吸2次。（1分） 2. 人文关怀：动作规范、轻柔，始终体现人文关怀。（1分）

注：准备时间1分钟，考试时间8分钟。总分：20分。

第二节　电除颤/电转复

≫ 情境导入

情境描述　患者，男性，因"反复晕厥3天，加重1小时"呼叫院前急救，临床带教老师和你赶赴现场，给患者连接心电监护提示：多源性室性早搏伴随短暂室性心动过速。

讨论　1. 该患者是否需要立即进行电复律？

　　　　2. 如患者再次发生晕厥，心电监护示室颤，是否选择电除颤？

一、目的

1. 通过应用电除颤纠正和治疗心室颤动、无脉搏室性心动过速，恢复窦性心律，维持血流动力学稳定。

2. 通过应用电转复终止有 R 波存在的某些异位快速性心律失常，并使之转为窦性心律，从而维持血流动力学稳定。

二、适应证

1. 电除颤适应证　心室颤动、无脉搏室性心动过速。

2. 电转复适应证　室性心动过速（室速）、室上性心动过速（室上速）。

三、禁忌证

1. 电除颤禁忌证　心室静止（心电图示呈直线）、无脉电活动、肺动脉内膜剥脱术患者。

2. 电转复禁忌证

（1）绝对禁忌证　洋地黄中毒引起的快速性心律失常、室上性心律失常伴高度或完全性房室传导阻滞、持续房颤在未用影响房室传导药物的情况下心室率已缓慢者、伴有病态窦房结综合征、近期内有动脉栓塞或经超声心动图检查发现左房内存在血栓而未接受抗凝治疗者。

（2）相对禁忌证　房颤患者有下列情况时为电转复的相对禁忌证。拟近期接受心脏外科手术者、电解质紊乱尤其是低血钾，电转复应在纠正后进行、严重心功能不全未纠正者、心脏明显扩大者、甲状腺功能亢进伴房颤而未对进行正规治疗者、伴风湿活动或感染性心内膜炎而未控制的心脏病患者、转复后在胺碘酮的维持下又复发或不能耐受抗心律失常药物维持治疗者、房颤为阵发性且预期可自动转复者。

四、操作前准备

（一）电除颤

（1）环境整洁，安全，设有电源、电插座及吸氧、吸痰装置；患者平卧于绝缘的硬板床上，去除义齿、饰品及导电物，暴露局部皮肤。

（2）除颤器处于完好充电备用状态、心电监测导联线及电极、导电胶/膏、抢救车、生理盐水纱布。

（3）对于病情可预测者应预先签署知情同意书。

（二）电转复

1. 器械准备

（1）除颤仪　在使用前应检查除颤器功能是否完好，备好电击板、导电糊。

（2）配备各种复苏设备　气管插管、吸引器、专用抢救药箱（抢救车）、血压和心电监护以及心脏临时起搏器等。

2. 患者准备

（1）向家属和患者解释复律的目的、可能出现的并发症和风险，并签署知情同意书。

（2）电转复前应纠正电解质紊乱和酸碱失衡，尤其是纠正低钾血症及酸中毒。

（3）控制心力衰竭。

（4）房颤电转复：如房颤病程大于48小时或不清者，电转复前口服华法林3周，并经食管超声心动图检查无左房血栓迹象，可考虑电转复，复律后继续抗凝4周。如房颤病程小于48小时，可以直接电复律，但需在转律前经静脉给予肝素一次。此外，对于血流动力学不稳定的房颤患者，需立即电转复，之前也需经静脉给肝素一次。

（5）择期电转复前：应进行全面体格检查及有关实验室检查，包括电解质、肝功能、肾功能；对正在抗凝治疗的患者，应测凝血酶原时间和活动度。

（6）电转复前应禁食6~8小时，以免复律过程中发生恶心和呕吐而引起窒息。如果患者正在服用洋地黄类药物，应在复律前停服24~48小时。

（7）电转复操作前：①吸氧，建立静脉通道，连接血压和心电监护；②患者应除去义齿；③测量患者心率、呼吸及血压，完成复律前心电图。

（8）麻醉：电转复前麻醉是为了让患者安静，减少电击时患者的不适应，如果患者已处于麻醉或意识丧失状态，则无需麻醉。

3. 操作者准备

（1）核对患者信息。

（2）熟悉患者病情，掌握电转复适应证及禁忌证。

（3）掌握电转复的操作相关知识、并发症的诊断及处理。

五、操作步骤

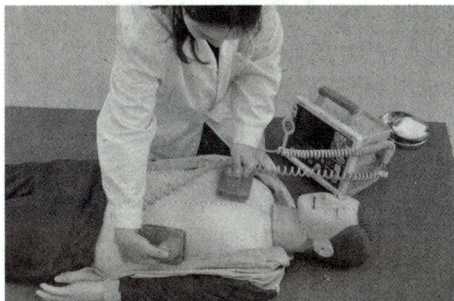

图 4 - 4　电除颤术

（一）电除颤

（1）充分暴露患者胸部，确认电击板放置部位干燥清洁。

（2）正确开启除颤器，选择非同步电除颤模式。

（3）选择能量：单相波除颤用 200 ~ 360J；双相波除颤用 120 ~ 200J。

（4）两个电击板涂匀导电膏，或用多层生理盐水纱布包裹（不滴水为宜），禁止直接电击导致灼伤。

（5）放置电击板：负极电击板放置在心底部，右锁骨下胸骨右缘区域；正极电击板中心放置在心尖部，即与第 5 肋间平齐的腋中线处。

（6）充电：点击除颤器上的"充电"按钮充电，或按压手柄上的充电按键，电量充到所需能量剂量后将发出提示音。

（7）嘱周围人员离开床缘，环顾四周确认。

（8）放电：将电击板紧贴胸壁无空隙，垂直施加压力贴紧皮肤，再次确认患者心律，两手拇指同时按压手柄上电击按键进行除颤，或助手点击除颤器上"电击"按钮放电。

（9）评估心律：如仍为心室颤动和无脉搏室性心动过速，可给予再次电击，两次电击间隔时间大于等于 2 分钟，期间持续心肺复苏；如转为窦性心律，继续其他的生命支持治疗。具体操作见图 4 - 4。

（二）电转复

（1）体位：患者仰卧位于硬板床上，身体不接触床上任何金属部分，充分暴露胸部，常规测血压，做心电图以备对照。

（2）吸氧 5 ~ 15 分钟，开通静脉通道，并使复苏设备处于备用状态。

（3）设定同步状态：打开除颤仪，将按钮放在"同步"位置。选择 R 波较高的导联进行示波观察，以利于 R 波同步。

（4）麻醉：静脉缓慢注射地西泮 10 ~ 40mg（速度为 5mg/min）使患者麻醉。

（5）放置电击板：将 2 个电击板分别涂导电膏或包以 4 ~ 6 层湿盐水纱布，体外电转复时有两种电击板放置部位。

①前侧位：一个电击板放在胸骨右缘锁骨下区（心底部），另一个电击板放在左腋中线，中心点约在第 5 肋间（心尖部）。该方式操作方便，多用于急诊。

②前后位：一个电击板放在背部左肩胛下区，另一个电击板放在胸骨左缘第 3 和第 4 肋间。此位置通过心脏电流多，电能量需要减少，成功率高，并发症少，择期电转复多用这种方式。两电击板之间距离至少相距 10cm。

（6）充电：选择电能，按"充电"按钮，充电到所需转复电能量。

（7）经胸壁体外电转复常用的能量选择：对于单相波除颤器，心房颤动 100 ~ 200J；心房扑动 50 ~ 100J；阵发性室上性心动过速 100 ~ 200J；室性心动过速 100 ~ 200J。

（8）充电完毕，确认所有人员（包括操作者）没有接触患者、病床及与患者连接的仪器设备，以免触电。

（9）复律：按"放电"按钮电击进行电转复。

（10）电复律后立即听诊心脏并记录心电图，如未转复，可增加转复能量，间隔 2~3 分钟再次进行电击。用地西泮麻醉的患者如需再次放电，常需给原剂量的 1/2~2/3 再次麻醉。如反复电击 3 次或能量达到 300J 以上仍未转复为窦性心律，应停止电转复治疗。

（11）如果转复为窦性心律，应立即测量血压、听心率、记录心电图与术前对照，观察有无 ST 段抬高及 T 波变化，并连续进行心电图、血压、呼吸和意识的监测，一般需持续 24 小时，直至病情稳定。

（12）操作完毕关闭电源，复原按钮，清理电击板，按规定位置准确摆放。

六、相关知识

1. 自动体外除颤器（automatic external defibrillator，AED） 从发展至今已近 20 年，它使心律失常识别的特异性、敏感性及电除颤工作的安全性、有效性都有了极大的提高。AED 操作简单，内置广播式的操作步骤指南让医护人员、非专业人员或是外行目击者均能有效使用 AED 设备对心脏骤停者进行电复律。AED 主要包括一个"心律识别器系统"和一个"除颤建议系统"，具有自动识别、分析心电节律、自动充放电及自检功能。由于 AED 的便捷性和普及性，与常规除颤器相比，AED 可使院外心脏骤停患者存活率提高 1.8 倍。需要注意的是，AED 仅适于大于 8 岁的儿童（体重 >25kg）。

2. 植入式心律转复除颤器（implantable cardioverter defibrillator，ICD） 该设备是一种能终止致命性室性心律失常的一个多功能、多程控参数的电子装置。通过置于心内膜的电极感知室速或心室颤动，然后通过抗心动过速起搏或除颤终止快速性室性心律失常。目前认为 ICD 是治疗致命性恶性室性心律失常首选的、最有效的方法，与常用抗心律失常药物比较可明显降低总死亡率。

目前认为猝死的高危人群包括：心脏骤停复苏史、遗传性原发性心电生理异常（如肥厚型心肌病、长或短 QT 综合征、Brugada 综合征等），尤其是家族中有猝死病史者；心肌梗死和心力衰竭（EF < 35%）者。这些人群适时植入 ICD 可避免猝死发生。

七、电除颤操作评分标准

电除颤操作评分标准见表 4-2。

表 4-2 电除颤操作评分标准

操作流程	技术要求及分值
操作前准备（5分）	1. 患者平卧于绝缘的硬板床上，去除义齿、饰品及导电物，暴露局部皮肤。（2分） 2. 除颤器处于完好充电备用状态、心电监测导联线及电极、导电胶/膏、抢救车、生理盐水纱布。（2分） 3. 对于病情可预测者应预先签署知情同意书，可口述。（1分）
操作步骤（10分）	1. 充分暴露患者胸部，确认电击板放置部位干燥清洁。（1分） 2. 正确开启除颤器，选择非同步电除颤模式。（1分） 3. 选择能量：单相波除颤用 200~360J；双相波除颤用 120~200J。（1分） 4. 两个电击板涂匀导电膏，或用多层生理盐水纱布包裹。（1分） 5. 放置电击板，负极电击板放置在心底部，右锁骨下胸骨右缘区域；（1分）正极电击板中心放置在心尖部，即与第 5 肋间平齐的腋中线处。（1分） 6. 充电点击除颤器上的"充电"按钮充电，或按压手柄上的充电按键，电量充到所需能量剂量后将发出提示音。（1分） 7. 嘱周围人员离开床缘，环顾四周确认。（1分） 8. 放电 将电击板紧贴胸壁无空隙，垂直施加压力贴紧皮肤，再次确认患者心律，两手拇指同时按压手柄上电击按键进行除颤，或助手点击除颤器上"电击"按钮放电。（1分） 9. 评估心律 如仍为心室颤动和无脉搏室性心动过速，可给予再次电击，两次电击间隔时间大于等于 2 分钟，期间持续心肺复苏；如转为窦性心律，继续其他的生命支持治疗，可口述。（1分）

续表

操作流程	技术要求及分值
提问（2分）	1. 电除颤适应证有哪些？（1分） 答：电除颤适应证心室颤动、无脉搏室性心动过速。 2. 电除颤禁忌证有哪些？（1分） 答：电除颤禁忌证心室静止（心电图示呈直线）、无脉电活动、肺动脉内膜剥脱术患者。
职业素养（2分）	1. 着装整洁，仪表端庄，举止大方，认真细致，表现出良好的职业素质。（1分） 2. 人文关怀：动作规范、轻柔，始终体现人文关怀。（1分）

注：准备时间1分钟，考试时间8分钟。总分：19分。

第三节　心电图操作

》》 情境导入

情境描述　患者，男性，因心悸呼叫120，临床带教老师和你一起院前出诊。

讨论　1. 请问是否需要进行心电图操作？

2. 如需进行心电图操作，探查电极应置于哪些位置？

3. 试想患者如为"右位心"做心电图操作应该怎么办？

一、目的

明确被检者的心电活动情况。

二、适应证

所有需要进行心电活动记录、观察分析各种心律失常及评估心脏节律状态的人员。

三、禁忌证

无。

四、操作前准备

（一）物品准备

（1）诊查环境应注意保护被检者隐私，光线温度适宜。

（2）心电图机、外接电缆、导联电缆、探查电极（四肢及胸部）、心电图记录纸。

（3）导电膏或乙醇、棉签（纱布）。

（4）分规、记录笔、报告单。

（二）患者准备

向患者解释心电图检查的目的、方法、注意事项及配合要求。

（三）操作者准备

检查者按医疗卫生管理规定的要求着装，衣帽整洁得体。核对患者姓名、年龄、性别、住院号、心电图编号、临床诊断、检查目的等信息。

五、操作步骤

（1）按顺序连接并检查心电图机的电源线、导联线、探查电极。

（2）打开心电图机的开关。使用直流电源者检查电压是否正常。

（3）安装记录纸，检查记录纸是否充足。

（4）协助患者仰卧，充分暴露前胸及手腕、脚踝，让患者放松肢体、保持平静呼吸。

（5）处理皮肤（肥皂水清洗、酒精去脂、必要时剃毛发）；将导电膏或酒精涂于放置电极处的皮肤上，以减少皮肤阻抗。

（6）安放常规 12 导联心电图的探查电极。

1）肢体导联：电极应选择双上肢腕关节内侧和双下肢踝关节内侧的上方。

RA：右上肢。LA：左上肢。RL：右下肢。LL：左下肢。

2）胸前导联：①选择肋间。找到胸骨角，其两侧分别与左右第 2 肋软骨相连接，为计数肋骨和肋间隙顺序的主要标志。第 2 肋骨下面的间隙为第 2 肋间隙，依次向下数肋间至第 4 肋间隙、第 5 肋间隙。②选择胸前导联电极位置 V_1 为胸骨右缘第 4 肋间、V_2 为胸骨左缘第 4 肋间、V_3 为 V_2 与 V_4 连线中点、V_4 为左锁骨中线第 5 肋间、V_5 为左腋前线与 V_4 同一水平处、V_6 为左腋中线与 V_4 同一水平处。

（7）若病情需要记录 18 导联心电图，需加做如下导联：V_7 为左腋后线与 V_4 同一水平处、V_8 为左肩胛线与 V_4 同一水平处、V_9 为左脊柱旁线与 V_4 同一水平处、V_{3R} 为右胸与 V_3 相对应处、V_{4R} 为右胸与 V_4 相对应处、V_{5R} 为右胸与 V_5 相对应处，V_{6R} 在右腋中线与第 5 肋间连线交点处。

（8）若怀疑有右位心时加做上肢反接后的肢体导联，反接后的 V_1、V_2 及加做 V_{3R}、V_{4R}、V_{5R}、V_{6R} 导联。

（9）描记心电图。

①设定纸速为 25mm/s。

②观察基线是否稳定，有无交流电或其他干扰。如有，应设法排除。

③每个导联记录长度不少于 3～4 个完整的心动周期。

④对急性缺血性胸痛患者，首次心电图检查必须加做 V_7、V_8、V_9、V_{3R}、V_{4R}、V_{5R}，并将胸前各导联的放置部位用记号笔做标记，以便以后进行动态比较。

⑤对于电压过高而描记失真的导联，应选用 1mV = 5mm 的标准作补充记录。

⑥记录的心电图必须标明患者的姓名、性别、年龄、检查日期和时间。手动记录要标明导联。不能仰卧的患者应注明体位。

（10）心电图操作结束后，去除电极，清洁被检者皮肤，关闭开关，拔掉电源，为下次使用做好准备。

六、相关知识

心脏约 2/3 位于正中线的左侧，1/3 位于正中线的右侧，前方对向胸骨体和第 2～6 肋软骨，后方平对第 5～8 胸椎。心脏在发育过程中沿心脏纵轴向左轻度旋转，故左半心位于右半心的左后方。若平第 4 肋间隙通过心脏做一水平切面并标以钟面数字，有助于对心腔位置关系的了解：右室在 5～8 点；右房在 8～11 点；左房在 11～1 点；左室相当于 2～5 点；房间隔和室间隔大致在 10 点和 4 点位置，与身体正中面约成 45°角。

七、心电图操作评分标准

心电图操作评分标准见表4-3。

表4-3　心电图操作评分标准

操作流程	技术要求及分值
操作前准备（5分）	1. 物品准备 （1）诊查环境应注意保护被检者隐私，光线温度适宜，可口述。（1分） （2）心电图机、外接电缆、导联电缆、探查电极（四肢及胸部）、心电图记录纸、导电膏或酒精、棉签（纱布）、分规、记录笔、报告单。（1分） 2. 着装准备：检查者按医疗卫生管理规定的要求着装，衣帽整洁得体。（1分） 3. 核对申请单：核对患者姓名、年龄、性别、住院号、心电图编号、临床诊断、检查目的等信息。（1分） 4. 患者准备：向患者解释心电图检查的目的、方法、注意事项及配合要求。（1分）
操作步骤（9分）	1. 按顺序连接并检查心电图机的电源线、导联线、探查电极。（1分） 2. 打开心电图机的开关。使用直流电源者检查电压是否正常。（1分） 3. 安装记录纸，检查记录纸是否充足。（1分） 4. 协助患者仰卧，充分暴露前胸及手腕、脚踝，让患者放松肢体、保持平静呼吸。（1分） 5. 处理皮肤，将导电膏或酒精涂于放置电极处的皮肤上，以减少皮肤阻抗。（1分） 6. 安放常规12导联心电图的探查电极。（2分） 7. 描记心电图。（1分） 8. 心电图操作结束后，去除电极，清洁被检者皮肤，关闭开关，拔掉电源，为下次使用做好准备。（1分）
提问（4分）	1. 肢体导联具体安放位置？（2分） 答：肢体导联，电极应选择双上肢腕关节内侧和双下肢踝关节内侧的上方。RA：右上肢。LA：左上肢。RL：右下肢。LL：左下肢。 2. 胸前导联具体安放位置？（2分） 答：胸前导联①选择肋间。找到胸骨角，其两侧分别与左右第2肋软骨相连接，为计数肋骨和肋间隙顺序的主要标志。第2肋骨下面的间隙为第2肋间隙，依次向下数肋间至第4肋间隙、第5肋间隙。②选择胸前导联电极位置 V_1 为胸骨右缘第4肋间、V_2 为胸骨左缘第4肋间、V_3 为 V_2 与 V_4 连线中点、V_4 为左锁骨中线第5肋间、V_5 为左腋前线与V4同一水平处、V_6 为左腋中线与 V_4 同一水平处。
职业素养（2分）	1. 着装整洁，仪表端庄，举止大方，认真细致，表现出良好的职业素质。（1分） 2. 人文关怀：动作规范、轻柔，始终体现人文关怀。（1分）

注：准备时间1分钟，考试时间8分钟。总分：20分。

第四节　脊柱损伤的搬运

》 情境导入

情境描述　患者，男性，因车祸至严重多发伤卧于路面，临床带教老师和你一起到达现场进行院前急救，检伤时发现患者存在脊柱损伤可能。

讨论　1. 该患者是否需要采取脊柱损伤搬运的方法？

2. 如需要采取脊柱损伤搬运的方法，操作前需要做什么准备？

3. 脊柱损伤搬运的器械搬运操作步骤有哪些？

4. 搬运过程中可能的严重并发症是什么？如何处理？

一、目的

将脊柱损伤患者运往安全地带或有条件进一步救治的医疗机构。

二、适应证

（1）经止血、包扎、固定处理后需进一步进行专业处理的创伤患者。

（2）患者所在环境有危险，如可能发生爆炸、燃烧、伴生物化学毒性伤害、交通事故二次伤害、泥石流、洪水等，应迅速将伤者转运至安全处。

（3）通常没有经过详细检查，病情不清的伤者不能搬运。但根据现场是否安全可将搬运分为紧急解救和非紧急解救，紧急解救即现场不安全，可能造成二次伤害，患者需尽快紧急搬运至安全处后再行检查及处理。

三、禁忌证

没有绝对禁忌证。如患者病情危重，生命体征不稳定，尤其是伴有窒息、活动性出血、内脏外溢、严重休克等紧急情况，应先进行现场急救，如解除气道阻塞、止血、抗休克、心肺复苏等抢救治疗，待患者病情基本稳定后，再行转运。

四、操作前准备

（一）器材准备

绷带、三角巾、脊柱板及配套头部固定器、颈托、担架、可移动生命体征监测设备、除颤设备及急救药品、输液设备等。

（二）救护者准备

根据患者病情，协助伤者保持相应体位。如无特殊病情，以伤者感觉舒适为最佳。

（1）仰卧位：绝大部分危重伤者均可采用，尤其是脊柱骨折、下肢骨折、腹部损伤的伤者。

（2）半卧位：适用于呼吸困难、胸部外伤伴有血气胸的伤者。

（3）如患者清醒，应向表明身份，向伤者告知转运目的地、具体转运方法及转运过程中的注意事项，消除伤者恐惧、焦虑心理；根据伤者具体病情准备适当转运器材。

五、操作步骤

（一）徒手搬运

徒手搬运通常应用于伤者病情较轻、短距离的搬运。当考虑患者存在疑似脊柱损伤时，徒手搬运需要三人以上，一般为三人并排，立于伤者同侧，将伤者抱起，保持伤者头、颈、胸、腹平直，齐步一致前进（图4-5）。

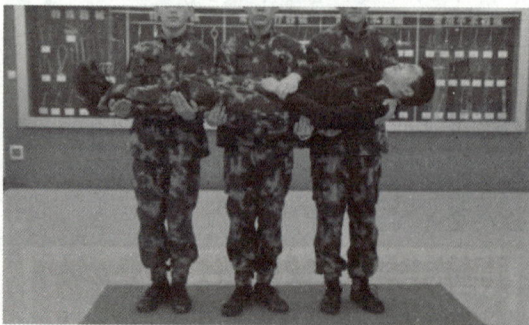

图4-5 三人徒手搬运术

（二）器械搬运

常规器械搬运工具为担架，担架分为软式担架及硬式担架，脊柱损伤伤者均须用硬式担架搬运（图4-6）。

1. 颈椎损伤搬运

（1）先将伤者四肢伸直，上肢放在身旁，硬式担架放在伤者一侧。若伤者受伤后体位为俯卧位，应先进行翻身操作，翻身时注意保持伤者脊柱为一轴线。

（2）用颈托或自制简易颈托进行颈部固定后，再行搬运。

（3）一人在伤者的头部，双肘夹于头部两则，双手放于伤者肩下，固定头颈部。另三人在伤者一侧，单膝跪地。分别在伤者的肩背部、腰臀部、膝踝部，双手掌从伤者背下平伸到伤者肢体背侧。

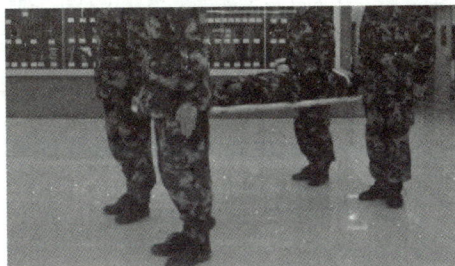

图4-6　担架搬运术

（4）扶头的人一般为指挥者，务求四人同时用力，保持伤者脊柱为一轴线，平稳地抬起伤者，放于硬质担架上。

（5）使用砂袋或者折好的衣物放置在颈部的两侧加以固定。用绑带固定伤者额部、上臂及胸部、骨盆、膝部、踝部。

（6）平稳抬起硬质担架，对伤者进行转运。

2. 胸、腰椎损伤搬运

（1）先将伤者双下肢伸直，上肢伸直放在身旁，硬式担架放在伤者一侧。若伤者受伤后体位为俯卧位，应先进行翻身操作，翻身时注意保持伤者脊柱为一轴线。

（2）三人在伤者一侧，单膝跪地。分别在伤者的颈肩部、腰臀部、膝踝部，双手掌从伤者背下平伸到伤者肢体背侧。

（3）扶头的人一般为指挥者，务求三人同时用力，保持伤者脊柱为一轴线，平稳地抬起伤者，放于硬质担架上。

（4）用绑带固定伤者上臂及胸部、骨盆、膝部、踝部。

（5）平稳抬起硬质担架，对伤者进行转运。

六、相关知识

脊柱损伤后在予以固定搬运过程中常存在以下并发症，如不及时处理可能危及生命，在常规脊柱损害患者的搬运过程应做好相应的防护措施。

1. 窒息　脊柱损伤搬运过程中，患者会出现呕吐等并发症，同时脊柱受损可能引起的神经功能损伤致使患者气道廓清能力下降和呛咳反射减弱，如不注意及时进行口腔异物清理及气道保护，可能发现严重不良后果，甚至死亡。

（1）处理方式　根据具体情况采用相应的对策。如改善伤者体位，使伤者成为稳定侧卧位（复原卧位）；清理口腔异物，插入口咽管，必要时实施气管插管、气囊人工呼吸及呼吸机，还可以酌情使用呼吸兴奋剂。对于现场处理效果不明显的伤者，应争分夺秒送医院，不要在现场及途中停留。

（2）预防措施　运送伤者前必须充分开放呼吸道；让伤者采取稳定侧卧位并妥善固定伤者体位；建立通畅的静脉通道；做好呼吸支持的各项准备。

2. 患者坠地　搬运过程中，如转运条件恶劣或者对患者固定不当，可能发生患者坠地。

（1）处理方式　如搬运过程中出现伤者坠地，立即检查伤者，特别注意查明首先触地的部位，仔细检查伤者有无摔伤,还要检查伤者病情及原有的伤处,并酌情采取重新包扎、固定等措施。

(2) 预防措施　应根据伤者体重、伤情及自身力量合理设计搬运方案。当伤者体重大时,应合理安排足够的人手,当人员不足时应等待增援,除非情况紧急,不要勉强搬运伤者。妥善固定伤者,特别是对躁动的伤者,应将其牢固固定在担架上,必要时应用镇静剂(呼吸衰竭伤者禁用)。在转运过程中,如果急救者发生疲劳应该立即停止转运,调整、休息后再继续转运。此外,要选择坚固的搬运工具,同时在运送过程中仔细观察路况,及时发现及排除障碍物等。

七、颈椎损伤搬运操作评分标准

颈椎损伤搬运操作评分标准见表4-4。

表4-4　颈椎损伤搬运操作评分标准

操作流程	技术要求及分值
操作前准备 (5分)	1. 器材准备:绷带、三角巾、脊柱板及配套头部固定器、颈托、担架、可移动生命体征监测设备、除颤设备及急救药品、输液设备等。(2分) 2. 救护者准备:根据患者病情,协助伤者保持相应体位。如无特殊病情,以伤者感觉舒适为最佳;如患者清醒,应向表明身份,向伤者告知转运目的地、具体转运方法及转运过程中的注意事项,消除伤者恐惧、焦虑心理;根据伤者具体病情准备适当转运器材。(3分)
操作步骤 (9分)	1. 先将伤者四肢伸直,上肢放在身旁,硬式担架放在伤者一侧。(1分) 2. 用颈托或自制简易颈托进行颈部固定后,再行搬运。(1分) 3. 一人在伤者的头部,双肘夹于头部两侧,双手放于伤者肩下,固定头颈部;另三人在伤者一侧,单膝跪地;分别在伤者的肩背部、腰臀部、膝踝部,双手掌从伤者背下平伸到伤者肢体背侧。(3分) 4. 扶头的人一般为指挥者,务求四人同时用力,保持伤者脊柱为一轴线,平稳地抬起伤者,放于硬质担架上。(1分) 5. 使用砂袋或者折好的衣物放置在颈部的两侧加以固定;用绑带固定伤者额部、上臂及胸部、骨盆、膝部、踝部。(2分) 6. 平稳抬起硬质担架,对伤者进行转运。(1分)
提问 (4分)	1. 脊柱损伤搬运的适应证?(2分) 答:经止血、包扎、固定处理后需进一步进行专业处理的创伤患者,患者所在环境有危险,需尽快紧急搬运至安全后再行检查及处理。 2. 脊柱损伤搬运的禁忌证?(2分) 答:没有绝对禁忌证。如患者病情危重,生命体征不稳定,尤其是伴有窒息、活动性出血、内脏外溢、严重休克等紧急情况,应先进行现场急救,如解除气道阻塞、止血、抗休克、心肺复苏等抢救治疗,待患者病情基本稳定后,再行转运。
职业素养 (2分)	1. 在操作过程中,无菌观念强,动作规范。(1分) 2. 着装整洁,仪表端庄,举止大方,认真细致,表现出良好的职业素质。(1分)

注:准备时间1分钟,考试时间11分钟。总分:20分。

第五节　简易呼吸器的应用

》》 情境导入

情境描述　患者,男性,突发呼吸困难,遂呼叫120,临床带教老师和你一起赶赴现场,发现患者呼吸窘迫,口唇紫绀,追问患者诉既往有哮喘病史10年。

　　讨论　1. 请问针对患者呼吸窘迫如何进行人工呼吸支持?

　　　　　2. 如何操作?

一、目的

掌握简易呼吸器的应用，是人工呼吸支持最常用的手段之一。简易呼吸器可以有效维持和增加机体通气量，纠正威胁生命的低氧血症。

二、适应证

（1）各种原因所致的呼吸停止或呼吸衰竭的抢救及麻醉期间的呼吸管理。

（2）运送患者，适用于机械通气患者作特殊检查、进出手术室等情况。

（3）遇到呼吸机因故障、停电等特殊情况时，可临时应用简易呼吸器替代。

三、禁忌证

未经减压及引流的张力性气胸，纵隔气肿；中等量以上的咯血；重度肺囊肿或肺大泡；低血容量性休克未被充血容量之前；急性心肌梗死。

当简易呼吸器的应用作为抢救患者生命的措施时，无绝对禁忌证存在。

四、操作前准备

（一）物品准备

（1）选择合适尺寸的面罩：面罩大小应适合操作医生的手部和患者的面部，并且感觉舒适。成人面罩分为小、中、大三种型号，儿童面罩分为新生儿、婴儿和儿童三种型号。

（2）检查呼吸球囊完好。

（3）检查压力安全气阀已打开。

（4）连接储气袋及氧源。

（二）患者准备

操作前去除口腔异物、假牙以及气道分泌物。

（三）操作者准备

着装规范，工作服整洁；佩戴口罩、帽子；清洁双手。

五、操作步骤

1. 单手扣面罩通气

（1）单手扣面罩常采用"EC手法"，操作者左手拇指和示指环绕呈"C"形，缺口处应超过面罩纵向中线，便于对面罩右半部分施压密封，拇指负责鼻部区域的密封，示指负责口部区域的密封，通过这两个手指实现面罩与面部轮廓的整体密封。

（2）中指、环指和小指呈"E"形，中指和环指的力点在下颌骨降支骨质，起"仰头""抬颏"和开放气道作用；并使面部向面罩迎合，加强面罩密封效果。

（3）小指力点在下颌角处骨质，起"托下颌"作用。

（4）操作者右手张开，握住呼吸囊中部加压辅助或控制呼吸，顺畅的通气压力一般小于20cmH$_2$O。根据右手加压时的阻力感、观察随压力变化的胸腹部起伏以及呼气末二氧化碳波形等指标判断面罩通气效果。

(5) 单人单手扣面罩难以维持通气时，排除手法不当和头位问题，很可能患者存在舌后坠等所致的上呼吸道梗阻，应加用口咽或鼻咽通气道来改善面罩通气。

2. 双手托下颌扣面罩通气

当应用简易呼吸器人员为双人时，可以选择一人双手均"EC 手法"固定面罩和开放气道，另一人进行球囊通气。该方法对气道开放不佳、面罩固定困难患者使用。但是如果双手托下颌扣面罩，或者置入通气道后仍不能维持良好通气，属于紧急气道，需要尽快请求帮助，建立人工气道以保证充分有效的呼吸支持。

六、相关知识

应用简易呼吸器的同时应当观察胸廓是否随简易呼吸器送气而上下起伏，可以透过面罩观察患者口唇颜色是否转红润以判断通气是否良好；操作过程中须始终保持气道通畅，呼气时面罩内是否呈雾状可以判断患者有无自主呼吸。

当应用简易呼吸器现场无氧气源时，应该取下储气袋和氧气连接管（此时氧浓度为大气氧浓度），按压呼吸球囊 1/2 处，即按压呼吸球囊中部，食指与拇指相触即可。一般挤压简易呼吸器每次大于 1 秒，10 ~ 12 次/分。挤压时不可时大时小，时快时慢，以免损伤患者肺组织。对于清醒的患者，要做好心理护理，指导患者进行"吸气、呼气"。

七、简易呼吸器应用操作评分标准

简易呼吸器应用操作评分标准见表 4 – 5。

表 4 – 5 简易呼吸器应用操作评分标准

操作流程	技术要求及分值
患者准备（5 分）	1. 核对姓名、性别、年龄、病室、住院号。（1 分） 2. 签署同意书。（1 分） 3. 检查有无口腔异物。（1 分） 4. 仰卧，抬颏推额，气道开放满意。（1 分） 5. 体位保持好，无回位。（1 分） 以上准备工作在考场中不一定能够体现，但需要向考官做好口述。
简易呼吸器应用（10 分）	1. 简易呼吸囊检查（活瓣正常，无漏气）。（1 分） 2. 选择合适面罩，检查气密性。（1 分） 3. 连接氧源。（1 分） 4. 面罩加压给氧：面罩位置恰当，通气时无漏气（2 分）；"EC 手法"正确。（2 分） 5. 气量适中，500 ~ 700ml，胸廓起伏良好。（2 分） 6. 按压球囊节律：12 ~ 18 次/分。（1 分）
提问（2 分）	1. 当应用简易呼吸器现场无氧气源时，如何应用简易呼吸器？（1 分） 答：当应用简易呼吸器现场无氧气源时，应该取下储气袋和氧气连接管（此时氧浓度为大气氧浓度），按压呼吸球囊 1/2 处，即按压呼吸球囊中部，食指与拇指相触即可。 2. 一般按压简易呼吸器节律是多少？（1 分） 答：一般挤压简易呼吸器每次大于 1 秒，10 ~ 12 次/分。挤压时不可时大时小，时快时慢，以免损伤患者肺组织。
职业素质（3 分）	1. 在操作过程中，动作熟练、规范。（1 分） 2. 垃圾分类正确。（1 分） 3. 着装整洁，仪表端庄，举止大方，认真细致，表现出良好的职业素质。（1 分）

注：准备时间 1 分钟，考试时间 6 分钟。总分：20 分。

第六节 四肢骨折现场急救外固定术

>> **情境导入**

情境描述 患者，男性，因车祸至严重多发伤卧于路面，临床带教老师和你一起到达现场进行院前急救，检伤时发现患者存在四肢骨折。

讨论 1. 该患者是否需要采取四肢骨折现场急救外固定术？

2. 操作前需要做什么准备？

3. 操作步骤有哪些？

4. 常见并发症是什么？如何处理？

一、目的

稳定骨折断端，防止骨折断端移位；缓解疼痛；减少出血；便于搬运。

二、适应证

脊柱、骨盆、四肢及肋骨骨折。关节脱位及软组织严重挫裂伤。

三、禁忌证

无绝对禁忌证。当患者伴有出血及开放性伤口存在，先行伤口包扎、止血，然后固定。如患者有心搏骤停、休克、昏迷、窒息等情况，先行心肺复苏、抗休克、开放呼吸道等处理，后期行急救固定。

四、操作前准备

1. 物品准备 绷带、三角巾、夹板、石膏及衬垫物、颈托及其他替代物。

2. 操作者准备 表明身份，告知伤者即将进行的操作，消除伤者紧张、恐惧心理，协助伤者采取舒适体位，检查患肢，准备相应的固定器材。

五、操作步骤

1. 肱骨骨折固定 用两条三角巾和一块夹板将伤肢固定，然后用一块燕尾式三角巾中间悬吊前臂，使两底角向上绕颈部后打结，最后用一条带状三角巾分别经胸背于健侧腋下打结（图4-7）。

2. 肘关节骨折固定 分为两种情况：肘关节伤后处于伸直位和屈曲位。

（1）肘关节骨折处于伸直位 将夹板置于掌侧（自指端至肩关节），可用一卷绷带或两块三角巾把肘关节固定。

（2）肘关节骨折处于屈曲位 使患者屈肘成90°，拇指向上。取两夹板（长度超过肘关节至腕关节）分别置于前臂的曲、伸侧，然后用绷带固定两端，再用三角巾将前臂悬吊于胸前，呈功能位（图4-8）。

3. 尺、桡骨骨折固定 夹板置于伤肢下方，用两块带状三角巾或绷带把伤肢和夹板固定，再用一块燕尾三角巾悬吊伤肢，最后用一条带状三角巾的两底边分别绕胸背于健侧腋下打结固定（图4-9）。

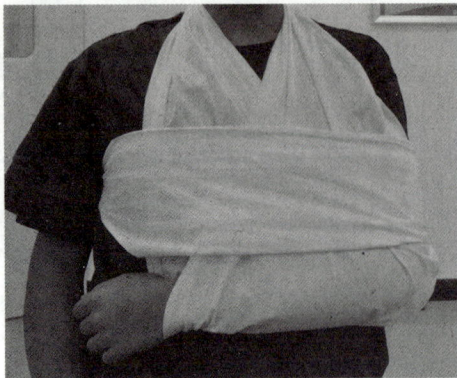

图 4 – 7　肱骨骨折固定术

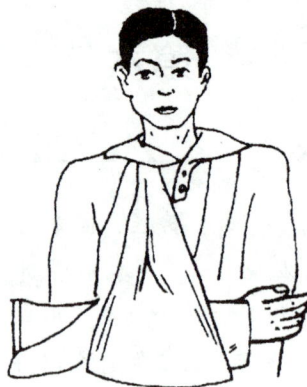

图 4 – 8　肘关节骨折固定术
（肘关节骨折处于屈曲位）

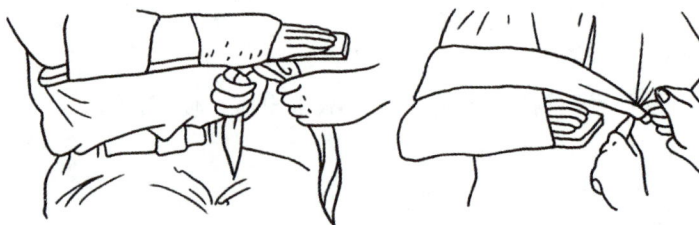

图 4 – 9　尺、桡骨骨折固定术

4. 股骨骨折固定　用一块长夹板（长度为伤者的腋下至足跟）放在伤肢侧，另用一块短夹板（长度为会阴至足跟）放在伤肢内侧，至少用四条带状三角巾，分别在腋下、腰部、大腿根部及膝部分别环绕伤肢包扎固定（图 4 – 10）。

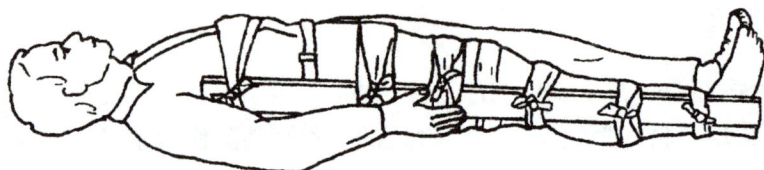

图 4 – 10　股骨骨折固定术

5. 胫、腓骨骨折固定　两块夹板分别置于小腿内、外侧，夹板长度超过膝关节，至少用三条带状三角巾固定。

六、相关知识

四肢骨折现场急救外固定术常见并发症。

1. 固定失效　由于固定过程中，绷带及三角巾固定打结不牢、固定力度不够导致，需重新固定。

2. 皮肤及软组织损伤　由于固定过程中未使用足够的夹板内衬、固定过程中力度过大，导致皮肤受压而引起的继发损伤。注意使用软垫衬（尤其在有骨性突起处），固定过程中包扎力度适中，可有效减少此类并发症。

3. 肢体缺血坏死　固定过紧、时间过长可使受伤的组织缺血加重，严重者可导致肢体缺血坏死。固定后应观察肢体远端血运情况，适当调整固定的松紧程度。

4. 神经损伤　急救固定时要特别注意保护伤处及需固定部位的重要神经组织，避免固定造成神经损伤，可在固定物与皮肤间加软衬垫等避免神经损伤。

七、肱骨骨折固定术操作评分标准

肱骨骨折固定术操作评分标准见表4-6。

表4-6　肱骨骨折固定术操作评分标准

操作流程	技术要求及分值
操作前准备（5分）	1. 物品准备：绷带、三角巾、夹板、石膏及衬垫物、颈托及其他替代物。（2分） 2. 操作者准备：表明身份，告知伤者即将进行的操作，消除伤者紧张、恐惧心理；协助伤者采取舒适体位，检查患肢，准备相应的固定器材。（3分）
操作步骤（10分）	1. 用两条三角巾和一块夹板将伤肢固定。（3分） 2. 用一块燕尾式三角巾中间悬吊前臂，使两底角向上绕颈部后打结。（3分） 3. 用一条带状三角巾分别经胸背于健侧腋下打结。（3分） 4. 调整固定姿势及松紧。（1分）
提问（3分）	1. 四肢骨折现场急救外固定术的应用目的？（1分） 答：稳定骨折断端，防止骨折断端移位；缓解疼痛；减少出血；便于搬运。 2. 四肢骨折现场急救外固定术的禁忌证？（2分） 答：无绝对禁忌证。当患者伴有出血及开放性伤口存在，先行伤口包扎、止血，然后固定。如患者有心搏骤停、休克、昏迷、窒息等情况，先行心肺复苏、抗休克、开放呼吸道等处理，后期行急救固定。
职业素养（2分）	1. 在操作过程中，无菌观念强，动作规范。（1分） 2. 着装整洁，仪表端庄，举止大方，认真细致，表现出良好的职业素质。（1分）

注：准备时间1分钟，考试时间11分钟。总分：20分。

第七节　绷带包扎法

》》 情境导入

情境描述　患者，男性，因手臂外伤需要绷带包扎固定。你作为助手需要协助医师进行包扎操作。
讨论　1. 绷带包扎的方式应该如何选择？
　　　　2. 如何正确完成绷带包扎固定？

一、目的

保护伤口，减少污染，压迫止血，固定骨折、关节、敷料及减轻患者疼痛。

二、适应证

（1）头面部、躯干及四肢开放性损伤。
（2）头颅外伤伴脑组织外露、胸腹部开放性损伤伴脏器外露及骨断端外露的伤口需特殊方式包扎。

三、禁忌证

（1）特殊原因需开放、暴露的伤口不能包扎，如颜面部烧伤等。
（2）局部骨折并伴有神经损伤症状的伤口禁忌行加压包扎。

四、操作前准备

（一）物品准备

无菌敷料绷带、三角巾等，急救现场没有上述常规包扎材料时，可用身边的衣服、手绢、毛巾等材料进行包扎。

（二）患者准备

了解包扎方法，采取舒适体位，去除内外衣，尽量暴露需包扎部位。

（三）操作者准备

（1）戴手套，观察并检查伤口，根据伤口具体情况准备适当包扎器材。告知伤者即将采取的包扎方法，消除伤者紧张恐惧心理，协助伤者采取舒适体位。

（2）包扎前，均应以无菌敷料覆盖伤口及创面，包扎关节固定时应使其处于功能位。

五、操作步骤

1. 准备　绷带的正确用法：左手持绷带头，右手持绷带卷以绷带外面贴近包扎部位；绷带起点、终点、着力点及缠绕走行通常遵循由左到右、由远心端向近心端的顺序缠绕。

2. 不同绷带包扎方法

（1）环形包扎法　常用于肢体较小部位的包扎，或用于其他包扎法的开始和终结。包扎时打开细带卷，把绷带斜放伤肢上用手压住，将绷带绕肢体包扎一周后，再将带头和一小角反折过来，然后继续绕圈包扎，第二圈盖住第一圈，包扎 3~4 圈即可。

（2）螺旋包扎法　绷带卷斜行缠绕，每卷压着前面的 1/3~1/2。此法多用于肢体粗细差别不大，周径均等部位的包扎。

（3）反折螺旋包扎法　螺旋包扎时，用一拇指压住绷带上方，将其反折向下，压住前一圈的 1/3~1/2。多用于肢体周径不均部位的包扎。

（4）"8"字包扎法　多用于手部、足踝部及肩关节部位的包扎。在关节上方开始做环形包扎数圈，然后将绷带斜行缠绕，第一圈在关节下缠绕，第两圈在关节凹面交叉，反复进行，每圈压过前一圈 1/3~1/2（图 4-11）。

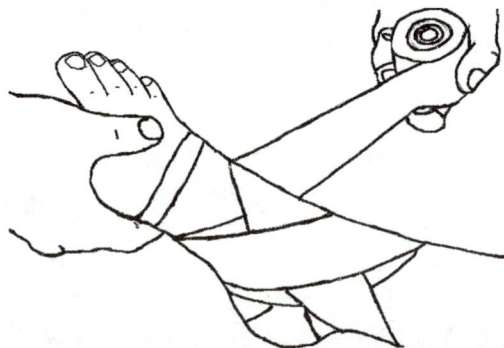

图 4-11　"8"字包扎法示意图

（5）回返包扎法　用于头部、指（趾）末端及断肢残端的包扎。先行环形包扎，再将绷带反转 90°，反复来回反折。第一道在中央，以后每道依次向左右延伸，直至伤口全部覆盖，最后进行环形包扎，压住所有绷带返折处。

3. 包扎收尾　绷带末端可用胶布固定，也可把末端撕开打结或末端反折打结固定。

六、相关知识

（1）包扎脱落主要由于包扎方法不当、绷带尾端固定失效所致，需重新包扎。

（2）包扎后应密切观察患肢肿胀情况，调整绷带松紧度，以免包扎过紧使皮肤进一步受压，从而使伤口周围产生压疮及水疱。

（3）包扎后观察肢体血运情况，适当调整绷带缠绕力度，以免加压包扎力量过大、时间过长使伤后组织缺血加重导致肢体缺血坏死。

（4）存在较大异物的伤口包扎：先将两打敷料置于异物两侧，再用棉垫覆盖敷料及伤口周围，尽量使其挤靠住异物使其无法活动，然后用绷带将棉垫加压固定牢固（如异物过长、过大影响抢救及转运，可由专业救援人员切割）。

（5）开放性骨折伴骨断端外露的伤口包扎，禁止现场复位还纳、冲洗、上药。应用无菌敷料覆盖伤口及骨折端绷带包扎，包扎过程中应适度牵引防止骨折端反复异常活动。

七、绷带包扎法操作评分标准

绷带包扎法操作评分标准见表4-7。

表4-7　绷带包扎法操作评分标准

操作流程	技术要求及分值
包扎前准备（5分）	1. 着装整齐，戴好口罩、帽子、手套。（2分） 2. 橡皮止血带、绷带、纱布、棉垫、止血钳等。（3分）
包扎步骤（10分）	1. 环形包扎法：绷带环形重叠缠绕。（2分） 2. 螺旋包扎法：绷带逐渐上缠，每圈盖住前圈1/3，成螺旋形。（2分）。 3. 反折螺旋包扎法：用一拇指压住绷带上方，将其反折向下，压住前一圈的1/3～1/2。（2分） 4. "8"字包扎法：在关节上方开始做环形包扎数圈，然后将绷带斜行缠绕，一圈在关节下缠绕，两圈在关节凹面交叉，反复进行，每圈压前一圈1/3～1/2。（2分） 5. 回返包扎法：先行环形包扎，再将绷带反转90°，反复来回反折。第一道在中央，以后每道依次向左右延伸，直至伤口全部覆盖，最后进行环形包扎，压住所有绷带返折处。（2分）
提问（3分）	1. 请问绷带的正确持法？（1分） 答：左手持绷带头，右手持绷带卷，以绷带外贴近包扎部位。 2. 绷带包扎顺序是什么？（2分） 答：通常遵循由左到右，由远心端向近心端顺序缠绕。
职业素质（2分）	1. 包扎手法快速、熟练。（1分） 2. 着装整洁，仪表端庄，举止大方，认真细致，表现出良好的职业素质。（1分）

注：准备时间1分钟，考试时间11分钟。总分：20分。

第八节　石膏固定术

》》 情境导入

情境描述　患者，男性，因骨折复位后需要石膏固定，临床带教老师需要你担任第二助手完成石膏固定术的操作。

　　讨论　1. 请问什么情况下需要石膏固定术？

　　　　　　2. 如何正确的进行石膏固定术？

一、目的

维持治疗体位，固定骨折脱位。

二、适应证

（1）骨折脱位的固定，包括临时固定及长期治疗所需固定。

（2）肢体肌腱血管神经损伤吻合术后，维持肢体位置，保护上述组织修复。

（3）肢体矫形术后，固定肢体，对抗软组织挛缩防止畸形再发。

（4）骨关节炎、结核等，可固定肢体，减轻疼痛，促进修复，预防畸形。

（5）运动损伤，包括韧带肌腱损伤，石膏固定可减轻疼痛，促进修复，减少后遗症发生。

（6）畸形的预防，如运动神经麻痹后神经功能未恢复前，预防肌肉挛缩引起的畸形，将关节固定于功能位。

三、禁忌证

（1）开放性损伤，包括软组织缺损及开放骨折。

（2）肢体严重肿胀，张力水疱形成，血液循环障碍者。

（3）局部皮肤病患者酌情应用。

（4）儿童、年老、体弱、神志不清及精神异常，不能正确描述固定后感觉及异常者慎用。

四、操作前准备

（一）物品准备

石膏绷带、温水（35～40℃）、普通绷带、棉衬及袜套、石膏床、拆除石膏所需剪锯及撑开器等。

（二）患者准备

采取舒适的体位，脱掉内外衣，暴露固定肢体。局部清洗，需要手法复位者可局部消毒麻醉。维持治疗所需要的位置。确定固定范用测量确定石膏夹板或管型的长度。

（三）操作者准备

核对患者信息。根据所测量长度准备石膏，助手协助维持患者肢体位置。

五、操作步骤

1. 石膏夹板

（1）根据治疗所需的固定范围，确定石膏夹板长度，剪裁相应长度的棉衬及合适大小的袜套。根据测量长度，在平整的桌面上反复叠加石膏绷带至12～14层，上肢12层，下肢14～16层。棉质袜套贴皮肤套在患肢，外附适当厚度的棉衬。

（2）将铺好的石膏绷带卷成柱状，手掌堵在两端浸入温水中，浸透后，两手掌相对挤出多余水分（至不滴水为度），在石膏桌上展开抹平。

（3）将石膏夹板置于做好衬垫的患处，助手维持位置，扶托石膏时应用手掌禁用手指。在跨越关节的部位可在两侧适度剪开，可减轻石膏夹板褶皱，防止皮肤压迫，也可达到美观的效果。操作者用普通绷带自远端向近端缠绕，绷带不能有褶皱，不能扭转，后一次与前次缠绕重叠1/3，松紧度合适。固定可靠后，双手掌塑形，使石膏与肢体尽可能贴附，同时调整肢体关节的屈伸角度达到治疗所需位置。

（4）石膏硬化后，再用绷带加固 1 ~ 2 层，可在适当位置标记日期。上肢可应用三角巾悬吊于颈部。

2. 石膏管型

（1）确定固定肢体部位，局部皮肤清洗，剪裁相应大小的棉质袜套套在患肢上，外附适当厚度棉衬，骨突处加衬垫。

（2）助手维持患肢位置。操作者先按所需长度制作一 6 ~ 8 层石膏托置于患肢（上臂置于外侧，前臂置于背侧，下肢置于后侧）以维持固定所需位置，选择合适大小的石膏绷带若干，两手掌堵住绷带两端浸入温水中，对掌挤出多余水分。

（3）在放好衬垫的患肢上自近端向远端滚动，相邻重叠 1/3 ~ 1/2，适度拉紧展平，石膏绷带不能出现褶皱，松紧度合适，助手同时用手掌抹平，使相邻层面贴附牢靠，反复缠绕达 12 ~ 14 层，同时塑形、表面抹平达到美观。塑形过迟可造成管型断裂，失去固定效果。肘踝关节处可采用"8"字法缠绕包，以加强牢固度。

（4）修整两端，远端肢体要充分外露，便于观察血液循环，近端要圆滑平整，避免损伤局部皮肤。抹平时手掌均匀用力，避免局部凹陷造成皮肤压迫。

（5）石膏包扎完毕后，应标记注明石膏固定及拆除日期。

六、相关知识

（1）骨突部位如踝及腓骨小头等，可加厚棉衬，防止压疮。
（2）石膏固定部位一般需要固定骨折部位远端及近端关节。

七、石膏固定术操作评分标准

石膏固定术操作评分标准见表 4 - 8。

表 4 - 8　石膏固定术操作评分标准

操作流程	技术要求及分值
术前准备（5分）	1. 石膏的选用：合规格的石膏（2分）。 2. 石膏长度确定。（3分）
操作过程（10分）	1. 石膏置入温水，待气泡尽出，手持两端，挤去水分，石膏铺平。（2分） 2. 绷带缠绕。（3分） 3. 患肢固定。（3分） 4. 标明日期。（2分）
提问（3分）	1. 选择石膏绷带前要注意查看材料的哪些内容（2分） 答：所用材料是否在有效期内，密封是否完整。 2. 石膏包扎完毕后应标注哪些内容？（1分） 答：标注石膏固定及拆除日期。
职业素质（2分）	1. 告知患者操作目的，熟练操作石膏固定术。（1分） 2. 着装整洁，仪表端庄，举止大方，认真细致，表现出良好的职业素质。（1分）

注：准备时间 1 分钟，考试时间 11 分钟。总分：20 分。

第九节　开放性伤口的止血包扎

》》 情境导入

　　情境描述　患者，男性，因交通事故导致头部外伤急需止血包扎。请协助医师完成此操作。

讨论 1. 头部外伤应采取哪一种止血包扎方式？
      2. 头部外伤在包扎前应注意观察哪些指征？

一、目的

通过止血包扎控制开放性伤口的出血并避免伤口被污染，为伤口的下一步清创缝合创造有利条件。

二、适应证

适用于各种出血情况下的急救止血与包扎，尤其是大出血的急救处理，以压迫止血、保护伤口、固定敷料、减少污染、固定骨折与关节、减少疼痛为主要目的。

三、禁忌证

当患者出现呼吸困难、呼吸停止或心搏骤停等状况时需首先予以抢救，此时不宜先进行伤口处理。

四、操作前准备

（一）物品准备

消毒用品、无菌纱布、棉垫、绷带、三角巾、止血带等，亦可用清洁毛巾、手绢、布单、衣物等替代。

（二）患者准备

保持清醒配合状态。

（三）操作者准备

了解患者病情，向患者家属交代病情并做好解释工作。

五、操作步骤

关于止血的操作步骤本书第一章第五节已详细讲述，绷带包扎的方法在本章第七节已详细讲述，此处均不在赘述。本小节主要讲述三角巾包扎法。

（1）头顶部伤口 采用帽式包扎法，将三角巾底边折叠约 3cm 宽，底边正中放在眉间上部，顶尖拉向枕部，底边经耳上向后在枕部交叉并压住顶角，再经耳上绕到额部拉紧打结，顶角向上反折至底边内或用别针固定。

（2）头顶、面部或枕部伤口 将三角巾顶角打结放在额前，底边中点打结放在枕部，底边两角拉紧包住下颌，再绕至枕骨结节下方打结，称为风帽式包扎法。

（3）颜面部较大范围的伤口 采用面具式包扎法。将三角巾顶角打结，放在下颌处，上提底边罩住头面，拉紧两底角至后枕部交叉，再绕至前额部打结，包扎好后根据伤情在眼、鼻、口处剪洞。

（4）头眼、耳处外伤 采用头眼包扎法。三角巾底边打结放在鼻梁上，两底角拉向耳后下，枕后交叉后绕至前额打结，反折顶角向上固定。

（5）一侧眼球受伤 采用单眼包扎法。将三角巾折叠成 4 指宽的带形，将带子的上 1/3 盖住伤眼，下 2/3 从耳下至枕部，再经健侧耳上至前额，压住另端，最后绕经伤侧耳上，枕部至健侧耳上打结。

（6）双眼损伤 采用双眼包扎法。先将带子中部压住一眼，下端从耳后到枕部，经对侧耳上至前额，压住上端，反折上端斜向下压住另一眼，再绕至耳后、枕部，至对侧耳上打结。

（7）下颌、耳部、前额或颞部伤口 采用下颌带式包扎法。将三角巾经双耳或颞部向上，长端绕项后在颞部与短端交叉，将两端环绕头部，在对侧颞部打结。

（8）肩部伤口　可用燕尾式包扎法，即将三角巾折成燕尾式放在伤侧，向后的角稍大于向前的角，两底角在伤侧腋下打结，两燕尾角于颈部交叉，至健侧腋下打结。

（9）前臂悬吊带　分为前臂大悬吊和前臂小悬吊。前臂大悬吊带适用于前臂外伤或骨折，即将三角巾平展于胸前，顶角与伤肢肘关节平行，屈曲伤肢，提起三角巾下端，两端在颈后打结，顶尖向胸前外折，用别针固定；前臂小悬吊带适用于锁骨肱骨骨折、肩关节损伤和上臂伤，即将三角巾叠成带状，中央放在伤侧前臂的下 1/3，两端在颈后打结，将前臂悬吊于胸前。

（10）胸背部伤口　包括单胸包扎法、胸背部燕尾式包扎法与胸背部双燕尾式包扎法。

（11）腹部伤口　包括腹部兜式包扎法、腹部燕尾式包扎法。

（12）臀部伤口　单臀包扎法。需两条三角巾，将一条三角巾盖住伤臀，顶角朝上，底边折成两指宽在大腿根部绕成一周作结，另一三角巾折成带状压住三角巾顶角，围绕腰部一周作结，最后将三角巾顶角折回，用别针固定。

（13）四肢肢体包扎法　将三角巾折叠成适当宽度的带状，在伤口部环绕肢体包扎。

（14）手（足）部三角巾包扎法　将手或足放在三角巾上，与底边垂直，反折三角巾顶角至手或足背，底边缠绕打结。

六、相关知识

（1）迅速暴露伤口并检查，采取急救措施。有条件者应对伤口安善处理。

（2）包扎材料尤其是直接覆盖伤口的纱布应严格无菌，没有无菌敷料则尽量应用相对清洁的材料，如干净的毛巾，布类等。

（3）包扎不能过紧或过松，打结或固定的部位应在肢体的外侧面或前面。

七、开放性伤口的止血包扎操作评分标准

开放性伤口的止血包扎操作评分标准见表 4-9。

表 4-9　开放性伤口的止血包扎操作评分标准

操作流程	技术要求及分值
物品准备（5 分）	1. 无菌纱布块数块，无菌棉垫数块，手套，三角巾。（2 分） 2. 洗手，戴口罩、手套。（3 分）
操作（10 分）	1. 帽式包扎法：将三角巾底边折叠约 3cm 宽，底边正中放在眉间上部，顶尖拉向枕部，底边经耳上向后在枕部交叉并压住顶角，再经耳上绕到额部拉紧打结，顶角向上反折至底边内或用别针固定。（4 分） 2. 胸部包扎法：把三角巾底边横放在胸部创伤部位的下方，顶角越过伤侧肩的上方转到背部，使三角巾中央部盖伤侧的胸部。左右底角在背部打结，将顶角和左右底角打的结合在一起并打结。（3 分） 3. 腹部包扎法：把三角巾底边横放在腹部受伤部位的上方。顶角向下，两底角向后绕到腰部打结，顶角由两腿间拉向后与左右两底角打结。（3 分）
提问（3 分）	一侧眼睛受伤采用哪种包扎方法，具体如何操作？（3 分） 答：采用单眼包扎法。将三角巾折叠成 4 指宽的带形，将带子的上 1/3 盖住伤眼，下 2/3 从耳下至枕部，再经健侧耳上至前额，压住另端，最后绕经伤耳上，枕部至健侧耳上打结。
职业素质（2 分）	1. 在操作过程中，无菌观念强，动作规范，能够选择合适的包扎方法。（1 分） 2. 着装整洁，仪表端庄，举止大方，认真细致，表现出良好的职业素质。（1 分）

注：准备时间 1 分钟，考试时间 11 分钟。总分：20 分。

第十节　环甲膜穿刺术

情境导入

情境描述　患者，男性，因上呼吸道梗阻需要紧急做环甲膜穿刺，以便下一步转上级医院做气管切开。你作为助手帮助上级医生进行环甲膜穿刺操作。

讨论　1. 请问环甲膜穿刺术的适应证是什么？
　　　　2. 环甲膜穿刺术的操作要点？

一、目的

（1）紧急开放气道，解除上呼吸道梗阻，缓解严重呼吸困难和窒息。
（2）气管内注射药物。

二、适应证

急性上呼吸道梗阻。喉源性呼吸困难。头面部严重外伤。无气管切开条件而病情紧急需快速开放气道时。需气管内注射治疗药物者。

三、禁忌证

（1）无绝对禁忌证。
（2）已明确呼吸道阻塞发生在环甲膜水平以下及严重出血倾向时，不宜行环甲膜穿刺术。

四、操作前准备

（一）物品准备

0.5%碘伏、无菌棉签、2%利多卡因溶液、无菌手套、10ml无菌注射器、12号～16号带套管的静脉穿刺针、生理盐水、气管导管接头、简易呼吸器、氧气、高频喷射呼吸机、所需治疗药物。

（二）患者准备

核对患者信息，情况允许下向患者家属说明操作目的并签署知情同意书，按要求规范着装，戴帽子、口罩。

五、操作步骤

1. 体位　患者平卧，肩下垫一薄枕，头后仰，使气管向前突出，头颈保持中线位。操作者洗手，站于患者右侧。

2. 消毒　使用0.5%碘伏消毒液消毒颈部皮肤两遍，消毒范围不少于15cm。紧急情况或无消毒用品时可不考虑消毒。

3. 麻醉　一般采用局部麻醉。自甲状软骨下缘至胸骨上窝，用2%利多卡因于颈前中线作皮下和筋膜下浸润麻醉。昏迷窒息或其他危重患着，因其已失去知觉，或为争取时间解除呼吸道梗阻，可以不用麻醉。

4. 穿刺

（1）确定穿刺位置：环甲膜位于甲状软骨下缘和环状软骨之间，为上下窄、左右宽的筋状组织，手指触摸呈一椭圆形小凹陷，正中部位最薄，为穿刺部位。

（2）准备：检查穿刺针是否完好、通畅。注射器内装 2～5ml 生理盐水备用。

（3）操作者戴无菌手套，以左手示指、中指固定环甲膜两侧，右手持注射器，在正中线环甲膜处进针，针尖朝向患者足部，针柄与颈长轴的垂直线成45°角刺入。当针头进入气管，即可感到阻力突然消失。即刻接注射器并回抽，可见大量气泡进入注射器。此时，患者可出现咳嗽反射，或注入少许生理盐水出现咳嗽，这些均表明穿刺成功。

（4）将外套管向气管内推入，同时除去穿刺针针芯及注射器，固定套管。

（5）连接气管导管接头，接呼吸球囊进行通气，也可将套管直接连接高频喷射呼吸机。如需气管内注射药物，可进行相应操作。

（6）操作完毕，拔除穿刺针。

（7）穿刺点用消毒棉球压迫片刻，用无菌纱布包裹并固定。

六、相关知识

（1）对凝血功能障碍者应慎重穿刺。

（2）穿刺时不可用力过猛，以免穿透气管，形成食管—气管瘘。

（3）穿刺后不可通气时间过长，有条件时做正规气管切开术。

七、环甲膜穿刺术评分标准

环甲膜穿刺术评分标准见表4-10。

表4-10　环甲膜穿刺术操作评分标准

操作流程	技术要求及分值
操作前准备（5分）	1. 确认患者咽喉部有异物阻塞。评估患者意识、呼吸、血压。（2分） 2. 洗手、戴口罩。（1分） 3. 准备相关物品。（2分） 以上准备工作在考场中不一定能够体现，但需要向考官做好口述。
穿刺操作（10分）	1. 患者仰卧，肩背部垫起20～30cm。（3分） 2. 选择穿刺部位：甲状软骨下缘与环甲软骨弓上缘之间与颈部正中线交界的凹陷处即为穿刺点。（3分） 3. 常规消毒穿刺部位，戴无菌手套。（2分） 4. 固定环甲膜两侧，穿刺针穿刺，观察有无出血，回抽，固定穿刺针，连接氧气装置，观察患者呼吸是否改善。（2分）
提问（3分）	1. 触摸环甲膜的方法？（2分） 答：从下颌骨向下移动，感觉到"第一个隆起"即为甲状软骨，再向下移动，触到"第一个凹陷"即为环甲膜。但要注意切勿将舌骨误认为甲状软骨。 2. 环甲膜穿刺不能超过多少小时？（1分） 答：24小时。
职业素质（2分）	1. 在操作过程中，无菌观念强，动作规范、连续。（1分） 2. 着装整洁，仪表端庄，举止大方，认真细致，表现出良好的职业素质。（1分）

注：准备时间1分钟，考试时间11分钟。总分：20分。

第十一节　气管插管

》》 情境导入 ────────────────────

情境描述　患者，男性，因急性阑尾炎需全麻手术采用气管插管保持呼吸道通畅，临床带教老师需要你上手术台担任第二助手。

讨论　1. 请问如何正确进行气管插管？

　　　　2. 气管插管的操作要点是什么？

一、目的

（1）开放气道，保证有效的人工或机械通气。

（2）保护气道，防止异物误入呼吸道。

（3）及时吸出气道内分泌物或血液。

二、适应证

（1）呼吸、心搏骤停或窒息。

（2）呼吸衰竭需进行机械通气的患者。

（3）全身麻醉或静脉复合麻醉的患者。

（4）气道梗阻或呼吸道分泌物过多的患者。

（5）呼吸保护反射（咳嗽、吞咽反射）迟钝或消失的患者。

三、禁忌证

喉水肿。急性喉炎。喉头黏膜下血肿。插管创伤引起的严重出血。

四、操作前准备

（一）物品准备

（1）吸氧和通气装置：面罩、氧气、简易呼吸器或呼吸机、麻醉机、口咽通气管。

（2）气管导管的准备：准备不同规格的气管导管3根，成人常用7.0～8.0号（一般成年男性患者多选用7.5～8.5号气管导管，女性患者多选用7.0～8.0号气管导管，也可采用气管导管内径作为型号）。检查导管是否漏气，将插管管芯放入导管内并塑型，管芯前端不能超过导管斜面，导丝末端反折固定，防止脱落。用水溶性润滑剂润滑气管导管套囊表面以及气管导管的前端。

（3）据情况选择镇静药、镇痛药或肌肉松弛药备用。

（4）喉镜准备：将喉镜镜片与喉镜手柄连接，确认连接稳定，并检查光源亮度。

（5）无菌手套、牙垫、10ml注射器、胶布、吸痰管、吸引器、听诊器、心电监护设备。

（二）操作者准备

（1）操作者按要求穿工作服，戴口罩、帽子、手套等。

（2）向患者或家属解释操作过程，签署知情同意书。

（3）插管前检查与评估：检查患者口腔、牙齿（有义齿需取出）、张口度、颈部活动度、咽喉部情况，判断气道状况。

五、操作步骤

（1）患者枕部垫一薄枕，使口、咽、喉三轴线尽量一致，插管者站于患者头侧，患者头位平齐操作者剑突水平。

（2）若采用诱导麻醉插管法，待患者入睡后，采用仰头提颏法，开放气道。插管者使用球囊面罩加压给氧，吸 100% 纯氧 2~3 分钟，送气频率 10~12 次/分。

（3）暴露声门：患者肌肉松弛度满意后，插管者用右手拇指和示指呈"剪刀式"交叉，拇指推开患者的下磨牙，示指抵住上门齿，打开口腔。左手握持喉镜手柄，将镜片从患者右侧口角送入，向左推开舌体，以避免舌体阻挡视线，切勿把口唇压在喉镜镜片与牙齿之间，以免造成损伤。然后，缓慢地把镜片沿中线向前推进，显露患者悬雍垂及会厌，镜片前端放置在会厌谷（会厌和舌根连接处）。此时，操作者应保持左腕伸直，向前、向上约 45°角提拉喉镜，间接提起会厌，暴露声门。

（4）操作者右手持气管导管，从患者右口角将导管沿镜片插入口腔，同时双目注视导管前进方向，对准声门将导管送入气管内。见套囊进入气管后，请助手帮助将管芯拔出，拔出时注意固定导管。术者继续将导管向前送入（成人一般再深入 2~3cm）。

（5）气管导管插入气管后，立即放置牙垫，然后退出喉镜。牙垫侧翼应放于牙齿与口唇之间，防止掉入口腔。

（6）给气管导管套囊充气，触摸注气端套囊充满气体，立即连接简易呼吸器。

（7）挤压呼吸球囊，人工通气时见双侧胸廓对称起伏，听诊器听诊双肺呼吸音存在并对称，可初步确认气管导管的位置正确。

（8）用胶布将牙垫与气管导管固定于面颊，胶布长短以不超过下颌角为宜，然后将患者头部复位，连接呼吸机进行人工通气。

六、相关知识

确认插管成功方法包括以下几种。
（1）观察法　透明导管壁在呼气时可见雾化，吸气时变清亮。
（2）二氧化碳检测法　接二氧化碳监测仪，每次呼气见正常二氧化碳波型。
（3）胸部 X 线片　导管前端位于气管中段，距气管隆突约 5cm。

七、气管插管评分标准

气管插管评分标准见表 4-11。

表 4-11　气管插管操作评分标准

操作流程	技术要求及分值
插管前准备（5分）	1. 准备相关物品。（1分） 2. 戴好口罩、帽子、手套。（2分） 3. 评估患者状态。（2分） 以上准备工作在考场中不一定能够体现，但需要向考官做好口述。
插管操作（10分）	1. 摆放体位，加压给氧，暴露声门。（3分） 2. 插入气管导管，放置牙垫，套囊充气。（3分） 3. 确认导管位置，固定导管。（2分） 4. 连接呼吸机进行人工通气。（2分）
提问（3分）	1. 插管动作不规范，可导致患者何种损伤？（2分） 答：唇舌挤压伤、牙齿松动、咽后壁损伤、声带损伤等。 2. 困难气道常见情况是什么？（1分） 答：患者头不能后仰、口腔狭小、前牙突出、颈项粗短、舌体过大等均会影响插管。
职业素质（2分）	1. 在操作过程中，无菌观念强，动作熟练、规范。（1分） 2. 着装整洁，仪表端庄，举止大方，认真细致，表现出良好的职业素质。（1分）

注：准备时间 1 分钟，考试时间 11 分钟。总分：20 分。

目标检测

一、选择题

1. 成人心肺复苏判断脉搏的部位是（ ）
    A. 施救者同侧颈动脉　　　B. 施救者对侧颈动脉　　　C. 桡动脉
    D. 施救者同侧股动脉　　　E. 施救者对侧股动脉

2. 下列关于心脏按压说法正确的是（ ）
    A. 按压深度不小于5cm，频率不小于100次/分
    B. 按压深度4~5cm，频率100~120次/分
    C. 按压深度5~6cm，频率100~120次/分
    D. 按压深度5~6cm，频率不少于100次/分
    E. 按压深度4~5cm，频率80~100次/分

3. 成人心肺复苏心脏按压的部位是（ ）
    A. 两乳头连线中点，胸骨中段
    B. 两乳头连线中点，胸骨下段
    C. 两乳头连线中点，胸骨上段
    D. 两乳头连线中点
    E. 两乳头连线中点，胸骨上段

4. 下列不适合同步电转复的是（ ）
    A. 心室颤动　　　　　　　　　　B. 阵发性室上性心动过速
    C. 室性心动过速　　　　　　　　D. 心房颤动
    E. 心房扑动

5. 患者发生房颤超过48h，择期做电转复，正确的抗凝治疗方法是（ ）
    A. 电转复前口服华法林2周，转律后需继续抗凝3周
    B. 电转复前口服华法林3周，转律后需继续抗凝4周
    C. 电转复前口服华法林3周，转律后需继续抗凝2周
    D. 电转复前口服华法林4周，转律后需继续抗凝1周
    E. 电转复前口服华法林2周，转律后需继续抗凝2周

6. 心肺复苏术的适应证是（ ）
    A. 心跳呼吸骤停的患者　　　　　B. 意识障碍患者
    C. 恶性心律失常患者　　　　　　D. 急性创伤大出血患者
    E. 重度呼吸衰竭患者

7. 心肺复苏前判断患者循环、呼吸的时间不应超过（ ）秒
    A. 3　　　　　　　　　　B. 5　　　　　　　　　　C. 7
    D. 8　　　　　　　　　　E. 10

8. 成人心肺复苏时胸外按压频率是（ ）
    A. 每分钟100~120次　　　　　　B. 每分钟120~140次
    C. 每分钟80~100次　　　　　　　D. 每分钟70~100次

E. 每分钟 90 ~ 100 次

9. 成人胸外按压的深度是（　　）

    A. 4 ~ 5cm   B. 5 ~ 6cm   C. 6 ~ 7cm

    D. 5 ~ 7cm   E. 6 ~ 8cm

10. 成人胸外按压的按压部位位于（　　）

    A. 两乳头连线中点   B. 心尖部

    C. 胸骨第二肋间   D. 左侧锁骨中线第四至第五肋间

    E. 剑突下

二、思考题

1. 脊柱损伤搬运的适应证和禁忌证？

2. 四肢骨折现场急救外固定术的应用目的？

3. 心脏按压的有效的指标包括哪些？

4. 放松止血带的时间和方法？

5. 简易呼吸器的适应证有哪些？

第五章　妇产科常用操作技能

⊚ 学习目标

　　1. 通过本章学习，重点掌握阴道分泌物检查、经阴道后穹窿穿刺术、外阴肿物切除术、女性骨盆测量、妊娠腹部四步触诊检查法、会阴切开及缝合。

　　2. 学会阴道分泌物检查、女性骨盆测量及妊娠腹部四步触诊法检查的正确方法；熟悉经阴道后穹窿穿刺术、外阴肿物切除术、会阴切开及缝合；能够运用妇产科基本技能知识对胎儿及产道正确评估，具有对患者及家属进行指导和科普知识宣传的能力。

第一节　阴道分泌物检查

>> 情境导入

　　情境描述　患者，女性，23 岁，已婚，因阴道分泌物增多，伴瘙痒，异味。临床带教老师需要你完成阴道分泌物检查。

　　讨论　1. 阴道分泌物检查采集条件？

　　　　　　2. 如何区分生理性和病理性分泌物？

　　　　　　3. 阴道滴虫、外阴阴道假丝酵母菌病、细菌性阴道病诊断标准？

　　　　　　4. 阴道分泌物检查能否反应月经周期变化和卵巢功能？

一、目的

通过对阴道分泌物的性状、病原学等检查，诊断女性生殖系统炎症、判断卵巢功能。

二、适应证

（1）凡进行阴道分泌物检查者应常规进行阴道滴虫、假丝酵母菌及清洁度检查。

（2）如受检者白带异常，应进行相应的病原体检查或培养。

（3）需要了解卵巢功能者应行阴道脱落细胞内分泌检查。

（4）需要判断月经周期中的不同阶段可进行宫颈黏液的结晶检查。

三、禁忌证

出血期间禁作此项检查。

四、操作前准备

（一）物品准备

（1）一般材料同妇科检查所用材料。

（2）相关取材所需物品：干棉球、生理盐水、10% 氢氧化钾溶液、滴管、载玻片、试管、棉拭子、培养管、尖嘴长弯钳、显微镜等。

（二）患者准备

（1）避免经期取材，采集标本前 24～48 小时内应禁性生活、阴道检查、阴道灌洗及阴道上药。

（2）为避免交叉感染，每位患者应在臀下放置一块一次性消毒垫单，用后将其放入医疗垃圾桶内。

（三）操作者准备

要点：要讲明检查的重要性，征得患者的配合。

（1）医生在检查前应充分了解患者的既往病史及月经婚育史，做到态度和蔼、操作轻柔；应告知患者阴道分泌物检查的必要性和可能引起的不适，使之不必紧张。

（2）检查前医生应洗手并擦干。

四、操作方法

患者取膀胱截石位，臀部紧邻检查床缘，头部稍高，双手臂自然放置床两侧，腹部放松，检查者面向患者，站立在其两腿之间。如患者病情危重，不能搬动时也可在病床上检查，检查者站立在病床的右侧。根据需要选择所用器具。放置窥阴器方法见盆腔检查。

（一）滴虫检查

阴道毛滴虫是一种极微小有鞭毛的原虫生物，用肉眼无法看到，用显微镜才可见，虫体外形呈梨形，顶端有四根鞭毛，后端有一根鞭毛，与波动膜外缘相连。检查方法如下。

1. 悬滴法　取干燥载玻片一张，在其上滴一滴生理盐水，用刮板或棉拭子（最好用刮板，以免棉纤维脱落影响视野）刮取阴道侧壁上 1/3 黏膜上附着的分泌物（或阴道内典型的分泌物）后，轻轻混入在已制备好的载玻片上的生理盐水，即刻放置在显微镜低倍镜下观察，如检查时节为冬季可在暖气上放置片刻后镜检。

2. 培养法　外阴消毒后放置窥阴器，用无菌棉拭子同法取阴道分泌物后放置在肝浸汤培养基或大豆蛋白胨培养基中 37℃ 孵育 48 小时后检查有无滴虫生长。无症状时不应做培养。

（二）假丝酵母菌检查

外阴阴道假丝酵母菌是一种真菌，包括白假丝酵母菌、光滑假丝酵母菌、近平滑假丝酵母菌、热带假丝酵母菌等，通常引起阴道炎的是白假丝酵母菌。此菌呈卵圆形，有芽孢及细胞发芽伸长而形成的假菌丝。检查方法如下。

1. 悬滴法　取干燥载玻片一张，在其上滴 10% 氢氧化钾溶液或生理盐水一滴，用刮板或棉拭子刮取阴道侧壁上 1/3 黏膜上附着的分泌物后，混入在已制备好的载玻片上制成悬滴后显微镜下观察有无假丝酵母菌菌丝。由于 10% 氢氧化钾可以溶解其他细胞成分，菌丝的检出率高于生理盐水悬滴，阳性率为 70%～80%。

2. 涂片法　同上法取材后将分泌物均匀涂抹在一张干燥的载玻片，进行革兰氏染色后显微镜低倍镜下检查。

3. 培养法　外阴消毒后放置窥阴器，以无菌干燥棉拭子同法取材后，将其接种在 TTC 沙保罗培养基上，置湿温或 37℃ 温箱，3～4 天后出现菌落。若菌落为白色，可能为假丝酵母菌，若为红色、紫红色等其他颜色可能为非白色假丝酵母菌。若进一步对白色假丝酵母菌及非白假丝酵母菌进行菌种鉴定，需在玉米吐温培养基上 25℃ 进一步培养 72 小时，显微镜下有假菌丝，中隔部伴有成簇的圆形分生孢子，顶端有厚壁的后膜孢子，芽管试验阳性，即为白假丝酵母菌。不符合以上特征的即为非白假丝酵母菌。其他非白假丝酵母菌的菌株鉴定，须通过糖发酵及糖同化试验进一步鉴定。无症状时不应做培养。

（三）阴道清洁度检查

取一张干燥载玻片，将1滴生理盐水放在载玻片上，取阴道分泌物少许，混于载玻片上的生理盐水中，置显微镜下观察。

清洁度 Ⅰ 度：镜下见大量阴道杆菌和上皮细胞，白细胞 0～5/HP，阴道杂菌无或极少；

清洁度 Ⅱ 度：镜下见中等量阴道杆菌和上皮细胞，白细胞 10～15/HP，阴道杂菌少量；

清洁度 Ⅲ 度：镜下见少量阴道杆菌和上皮细胞，白细胞 15～30/HP，阴道杂菌较多；

清洁度 Ⅳ 度：镜下见无阴道杆菌有少量上皮细胞，白细胞大于 30/HP，大量阴道杂菌。

（四）线索细胞检查

取一张干燥载玻片，将1滴生理盐水放在载玻片上，取阴道分泌物少许，混于载玻片上的生理盐水中，置显微镜高倍镜下观察。线索细胞的特点为阴道表层细胞膜上附着大量颗粒状物即加德纳尔菌，细胞边缘的大部分不平滑。若见到 >20% 的线索细胞，分泌物胺试验阳性，pH 值 >4.5，则可诊断细菌性阴道病。

（五）淋球菌检查

淋球菌常存在于急性尿道炎与阴道炎的脓性分泌物的白细胞中，形态呈卵圆形或豆形，常成对排列，邻近面扁平或稍凹陷，像两粒豆子对在一起。检查方法如下。

1. 涂片法 取干燥载玻片一张，先以干棉球擦净宫颈表面分泌物，再用无菌棉拭子伸入宫颈管 1.5～2cm 转动并停留 20～30 秒或经阴道前壁向耻骨联合方向挤压尿道或尿道旁腺，用棉拭子或刮板留取自尿道口流出的分泌物，均匀涂抹在玻片上，用革兰氏染色方法染色后寻找中性粒细胞内的革兰氏阴性双球菌。此法阳性率为 40%～60%，有假阳性。

2. 培养法 外阴消毒后放置窥阴器，同涂片法取分泌物标本，立即接种至 Thayer - Martin 培养基中培养或聚合酶链反应（PCR），其阳性率可达 80%～90.5%。

（六）内分泌功能检查

用消毒刮板在阴道侧壁上1/3处轻轻刮取黏液及细胞后，均匀地涂在玻片上，用95%酒精固定，待巴氏染色后显微镜下观察细胞形态。对未婚者可用浸湿的消毒棉签轻轻伸入至阴道，在阴道侧壁上1/3处旋转后取出棉签，将其涂至载玻片上，同上方法固定和染色后读片。

（七）宫颈黏液结晶检查

暴露宫颈，以长弯钳伸入宫颈管，钳取宫颈黏液后打开长弯钳，观察钳尖处黏液性状及拉丝度，并将黏液置于干燥载玻片上令其自然干燥后，显微镜低倍镜下观察结晶的形状。正常月经周期中第 7 天出现羊齿状结晶，排卵后，结晶减少，一般在月经22天时消失，出现椭圆小体。

（八）人乳头瘤病毒（HPV）检查

暴露宫颈后，用干棉球擦净宫颈分泌物，用检查专用棉试子伸入宫颈管中旋转 3～5 周，取出棉拭子将其放入专用试管中，在瓶口水平折断棉拭子杆，盖好试管帽送检。

五、注意事项

（1）做悬滴法检查时，注意采集标本前 24～48 小时避免性生活、阴道检查、阴道灌洗及阴道上药。

（2）取分泌物时窥阴器不涂润滑剂，采集器等用品应保持干燥。

（3）若怀疑是滴虫，应注意保暖，尤其冬日，否则滴虫活动力减弱，造成辨认困难。

（4）不同检查最佳取材部位不同。如假丝酵母菌应选择附着于阴道侧壁上1/3黏膜上的分泌物；淋球菌的取材应在宫颈管或挤压尿道旁腺后尿道口处；内分泌检查取材部位在阴道侧壁上 1/3 处。

六、相关知识

（1）阴道及宫颈阴道部被覆的是为非角化的鳞状上皮。上皮细胞分为表层、中层和底层，其生长受雌激素影响。检查阴道上 1/3 黏膜的脱落细胞形态可以反映卵巢功能。

（2）宫颈黏膜腺体受卵巢功能影响。宫颈黏液量、形状及结晶的类型随卵巢周期而变化。在雌激素影响下，当月经周期处于增生期时，宫颈黏液为羊齿状结晶；排卵期时，宫颈黏液含水量增多，透明且稀薄，延展性增大，拉丝长度可达 10cm；排卵期后在孕激素的影响下，宫颈黏液变为黏稠而浑浊，拉丝度仅为 1~2cm。

（3）阴道分泌物主要由阴道黏膜、宫颈管、子宫内膜及输卵管腺体分泌物及以上组织中的脱落细胞和阴道内的细菌等组成。当以上部位发生感染时，炎性渗出增多，病原体含量增多，可以通过阴道分泌物的取材进行病原学检查。

素质提升

用一生践行医者仁心

林巧稚（1901 年 12 月 23 日 ~1983 年 4 月 22 日），福建厦门人，医学家，医学教育家，中国现代妇产科学的主要开拓者和奠基人，将一生都献给了祖国的医学事业。坚持"预防为主"，推动中国妇女健康普查，人民信赖的好医生。面对事业，只要热爱就会有结果。林先生曾说"单有对病人负责任的态度还不行，还得掌握过硬的医术"所以她在对病人悉心照顾的同时，更是掌握了过硬的医术。面对人生，要有一个始终如一的目标。从接触医学到她生命的终结，整整 62 年，她不仅攻克了许多的医学难题，培养了大批的医学人才，更因为接生超过 5 万多名新生儿，被称之为"万婴之母"。我们感悟到，一辈子只做一件事，并且把它做好，这就是一种优秀。

七、阴道分泌物检查操作规程 SOP

1. **项目名称**　阴道分泌物检查。

2. **方法**　显微镜直接检查。

3. **原理**　形态学检查。

4. **试剂**　生理盐水，10% 氢氧化钾溶液。

5. **仪器**　显微镜。

6. **操作步骤**　取阴道分泌物，用生理盐水涂片，高倍镜检查。

（1）清洁度　根据所含白细胞（或脓细胞）、上皮细胞、阴道杆菌、阴道杂菌的多少，分成 Ⅰ~Ⅳ度。结果判定如下（表 5-1）。

表 5-1　分泌物清洁度

清洁度	阴道杆菌	阴道杂菌	上皮细胞	脓细胞或白细胞
Ⅰ 度	多	无或极少	满视野	0~5/HP
Ⅱ 度	中	少	1/2 视野	5~15/HP
Ⅲ 度	少	较多	少	15~30/HP
Ⅳ 度	无	大量	少量	>30/HP

（2）pH 测定　主要采用精密 pH 试纸（4~7）测定阴道分泌物的 pH 值。

（3）滴虫检查　显微镜下可见滴虫成梨形，比白细胞大两倍，顶端有鞭毛，有动力。pH >4.5。

（4）假丝酵母菌检查　湿片在高倍镜下见卵圆形孢子，或菌丝与出芽细胞相连接，成链状及分枝状，pH <4.5。若 pH >4.5，提示有混合感染，如同时有滴虫感染等。

7. 参考范围　正常情况下白带应无滴虫、假丝酵母菌及少量的脓细胞。

8. 患者准备及标本要求　标本采集后应立即送检，保温。

9. 临床意义　清洁度在 Ⅰ ~ Ⅱ 度内视为正常，Ⅲ ~ Ⅳ 度视为异常，多数为阴道炎；滴虫阳性确认为滴虫性阴道炎；假丝酵母菌阳性确认为假丝酵母菌性阴道炎。

第二节　经阴道后穹窿穿刺术

≫ 情境导入

情境描述　患者，女性，因停经 47 天，阴道出血 10 天，腹痛 1 小时入院，现患者已膀胱截石位仰卧在手术台上。你已完成后穹窿穿刺。

讨论　1. 请用碘伏为患者进行手术区皮肤消毒和铺巾。

2. 宫颈钳夹位置，牵拉方向是怎样的？

3. 穿刺不顺利该如何处理？

一、目的

直肠子宫陷凹是女性体腔最低的位置，盆腹腔液体最易积聚于此。也为盆腔病变最易累及的部位。经阴道后穹窿穿刺，吸取标本，进行肉眼观察、化验，病理检查，是妇产科临床常用的辅助诊断方法。

二、适应证

（1）疑有腹腔内出血，如宫外孕、卵巢黄体破裂等。

（2）疑盆腔内有积液、积脓，穿刺抽液检查了解积液性质、盆腔脓肿穿刺引流及局部注射药物。

（3）盆腔肿块位于直肠子宫陷凹内，经阴道后穹窿穿刺直接抽吸肿块内容物做涂片或细胞学检查以协助诊断。若怀疑恶性肿瘤需明确诊断时，可行细针穿刺活检，送组织学检查。

（4）超声引导下行卵巢子宫内膜异位囊肿或输卵管妊娠部位注药治疗。

（5）在超声引导下经阴道后穹窿穿刺取卵，用于各种助孕技术。

三、禁忌证

（1）盆腔严重粘连，直肠子宫陷凹被粘连块状组织完全占据，并已凸向直肠。

（2）疑有肠管与子宫后壁粘连，穿刺易损伤肠管或子宫。

（3）异位妊娠准备采用非手术治疗时应避免穿刺，以免引起感染。

四、操作前准备

常规妇科检查器械，宫颈钳，12 号穿刺针头，5 ~ 10ml 注射器及试管。

五、操作步骤

（1）患者排空膀胱后取膀胱截石位，外阴、阴道常规消毒，铺巾。双合诊检查了解子宫、附件情况和阴道后穹隆是否膨隆。

（2）阴道窥器充分暴露宫颈及阴道后穹隆并消毒。宫颈钳钳夹宫颈后唇并向前提拉，宫颈子宫保持水平方向。充分暴露阴道后穹隆，碘伏再次消毒穿刺部位。

（3）用腰椎穿刺针或用 10ml 注射器接上 12 号穿刺针，于后穹隆中央或稍偏病侧（最膨隆处），即阴道后壁与宫颈后唇交界处稍下方 1cm 处，平行宫颈管快速进针刺入 2～3cm。当针穿过阴道壁后失去阻力有落空感，表示进入子宫直肠陷凹。后开始抽吸，若无液体抽出，边抽吸边缓慢退针，必要时适当改变方向。见注射器内有液体抽出时，停止退针，继续抽吸至满足化验检查需要止。行细针穿刺活检时采用特制的穿刺针，方法相同。

（4）穿刺检查完毕针头拔出后，穿刺点若有活动性出血，可用棉球压迫片刻。血止后取出宫颈钳、阴道窥器。

六、相关知识

（1）穿刺深度及方向要适宜，避免损伤直肠、子宫。误穿入子宫时，应有实性组织内穿入感此时亦可能抽出少许血液。应为鲜红色且易凝。

（2）抽出暗红色不凝血液，应考虑宫外孕或卵巢黄体、滤泡破裂所致出血，根据病情给予相应处理。抽出咖啡色黏稠液应考虑子宫内膜异位囊肿破裂。

（3）抽出脓液应作细菌涂片检查及培养。抽出腹水按腹水常规送检，并做细胞学检查。

（4）子宫后壁有炎性粘连者慎用，如有肠管粘连应禁用。

（5）严重后倾后屈子宫时，应尽量将子宫体纠正为前位或牵引宫颈前唇使子宫呈水平位，以免误入子宫肌壁。拔出针头后以纱球压迫止血。

💡 **素质提升**

诊疗活动中尊重、关心、爱护患者

《中华人民共和国医师法》第二十五条：医师在诊疗活动中应当向患者说明病情、医疗措施和其他需要告知的事项。需要实施手术、特殊检查、特殊治疗的，医师应当及时向患者具体说明医疗风险、替代医疗方案等情况，并取得其明确同意；不能或者不宜向患者说明的，应当向患者的近亲属说明，并取得其明确同意。

七、经阴道后穹窿穿刺术操作评分标准

经阴道后穹窿穿刺术操作评分标准见表 5－2。

表 5－2　经阴道后穹窿穿刺术操作评分标准（100 分）

项目	技术要求及分值
操作前准备（15 分）	1. 自身准备：着装整洁，规范洗手，戴口罩及帽子。（3 分） 2. 用物准备：穿刺包、无菌手套、注射器、碘伏棉球、12 号穿刺针。（6 分） 3. 告知患者及家属操作目的，可能出现的风险，签署知情同意书。（3 分） 4. 评估：了解、熟悉患者病情、病史及生命体征。（3 分）

项目	技术要求及分值
操作步骤（67 分）	1. 核对：患者手腕带，反问患者。（3 分） 2. 向患者及家属解释，以取得配合。（3 分） 3. 嘱患者解小便，以排空膀胱。（3 分） 4. 体位：协助患者取膀胱截石位。（3 分） 5. 戴无菌手套。（3 分） 6. 常规消毒外阴：按顺序从大小阴唇、阴蒂、大腿内侧 1/3 至肛门用碘伏棉球消毒 3 遍。（5 分） 7. 脱手套，规范洗手。（2 分） 8. 打开穿刺包，戴无菌手套。（4 分） 9. 检查包内物品是齐全完好，铺无菌洞巾。（4 分） 10. 双合诊检查：了解子宫大小位置、有无附件包块、后穹窿是否饱满。（6 分） 11. 充分暴露宫颈和阴道后穹窿：用窥阴器打开阴道再消毒宫颈阴道，用宫颈钳钳夹宫颈后唇，向前提拉，充分暴露阴道后再次消毒。（3 分） 12. 穿刺。 （1）连接长针头和注射器并检查是否堵塞。（3 分） （2）在后穹窿中央或稍偏病侧，距阴道宫颈交界处稍下方平行宫颈管刺入。（5 分） （3）当针穿过阴道壁，有落空感进针深约 2cm 后立即抽吸，必要时适当改变方向或深浅度。（3 分） （4）如无液体抽出，可边退针抽吸。（3 分） （5）针头拔出后，观察穿刺点有无活动性出血，可用棉球压迫片刻。（3 分） （6）无出血可取下宫颈钳，闭合窥阴器退出。（2 分） 13. 操作后处理。 （1）安置患者，整理处置用物，规范洗手。（3 分） （2）告知患者及家属注意事项。（3 分） （3）肉眼观察穿刺液，并做好记录。（3 分）
总体评价（18 分）	1. 无菌观念。（10 分） 2. 操作熟练。（5 分） 3. 人文关怀。（3 分）

注：准备时间 1 分钟，考试时间 11 分钟。总分：100 分。

第三节　外阴肿物切除术

一、前庭大腺囊肿造口术

≫ 情境导入

情境描述　患者，女性，因外阴红肿疼痛两天，临床带教老师指导独立完成前庭大腺囊肿造口术。

讨论　1. 前庭大腺囊肿的诊断鉴别诊断？

　　2. 前庭大腺囊肿手术取切口部位？切口大小？

　　3. 手术中发现多个囊腔该如何处理？

　　4. 如何预防前庭大腺囊肿反复发作？

（一）目的

前庭大腺囊肿造口术用于治疗前庭大腺囊肿或脓肿，使其中的囊液排出，缓解症状。具有手术操作简单、出血少、不易损伤邻近脏器、恢复快、不留瘢痕等优点，并在术后保留前庭大腺功能。

（二）适应证

较大的前庭大腺囊肿或脓肿。

（三）禁忌证

1. 绝对禁忌证　前庭大腺急性感染期，尚未形成脓肿或囊肿时，应先保守治疗，不宜手术。

2. 相对禁忌证

（1）外阴或阴道局部炎症急性期：应先治疗局部炎症后再考虑手术，以免术后伤口感染。

（2）月经期或月经前期不宜手术。

注意：避免在月经期或月经前期手术很重要，以免术后经血污染外阴部伤口，导致伤口感染或发生外阴子宫内膜异位症。

（3）凝血功能障碍或重症血小板减少者应慎用，必要时可补充一定量的凝血因子或血小板，使血液的出凝血功能得到部分纠正，再行手术。

（四）操作前准备

1. 物品准备　治疗车，切开缝合包，尖刀片，2/0 可吸收线，消毒用品，5ml 注射器，2% 利多卡因及生理盐水；如为脓肿，还应准备留取脓液培养的拭子。

注意：操作前再次核对患者，有无药物过敏情况。

2. 患者准备　术前应仔细询问患者的月经情况，避免在患者的月经期或月经前期施行手术；还应仔细询问患者有无内外科并发症，长期服药情况（例如：是否服用阿司匹林、华法林等影响凝血功能的药物及停药时间等）；完善术前的相关化验检查；向患者解释前庭大腺造口术的目的，操作过程，风险，需要配合的事项，签署知情同意书。

注意：签署知情同意书对有创操作很重要。

3. 操作者准备　需要 2 个人操作。操作者洗手，准备帽子、口罩；助手协助患者体位摆放，协助留取脓液拭子培养等。

注意：留取脓肿内拭子培养有助于术后抗生素的选择。

（五）操作步骤

1. 体位　排空膀胱后取膀胱截石位，便于显露手术部位。熟悉手术局部的解剖层次。

2. 器械检查　洗手后佩戴帽子、口罩、手套，检查所用器械（连接好尖刀片，准备好血管钳、缝针、缝线、剪刀），用 5ml 注射器吸取 2% 利多卡因及生理盐水各 2.5ml 并混匀。

3. 消毒铺单　消毒外阴、阴道，铺无菌孔巾。

4. 麻醉　5ml 注射器在切口局部皮下注射形成一个皮丘；将 1% 利多卡因溶液呈扇形逐层浸润麻醉拟切开的部位皮肤及皮下深层组织。在此过程中，操作者应不断负压回抽，判断是否刺破血管或穿入囊腔。

注意：有些囊肿张力较大，切开时左手持纱布遮挡切口避免囊内液外溅。

5. 切开囊肿　将患侧小阴唇外翻，在处女膜缘的外侧皮肤与黏膜交界处，从囊肿突出较薄处做纵行切口，长度应与囊肿等长。

要点：①切口的位置选择在前庭大腺开口处，术后不易发生开口堵塞导致囊肿复发；②从最突出、最薄弱处切开可以减少出血和损伤，切口应足够长，以便充分引流。

6. 冲洗　待囊液流尽后（如囊液中为脓性，可以留取脓液培养），用 20ml 注射器抽生理盐水或生理盐水稀释的络合碘液反复多次冲洗囊腔。

7. 缝合　用 2/0 可吸收线将囊壁与周围的皮肤、黏膜间断缝合，形成口袋状。造口的中心则形成一个新的腺管开口，为了防止形成的开口粘连闭锁，可在囊腔内放置生理盐水纱条或油纱条引流，创面覆盖单层无菌纱布，胶布固定。

注意：如果切开造口处无活跃出血，简便的操作方法可以于造口的上、下、左、右各缝合一针，但有继发术后出血的风险；如间断缝合一周则可降低此风险。

8. 标本处理 记录囊液量与性状，必要时行细菌培养检查，如可疑特殊病原体感染，则应行相应检查。

9. 术后注意事项 嘱患者平卧休息，无不适后再离院。注意：外阴部血管丰富、组织疏松，易于发生出血、血肿。具体内容如下。

（1）症状上注意：有无局部疼痛、头晕、肛门下坠感。

（2）体征上注意：有无创面的活跃出血、外阴血肿形成、心率增快、血压下降。注意：术后护理很重要，否则造口的创面易于粘连闭锁，导致前庭大腺液排出不畅而复发。

（3）术后予以口服抗生素预防感染，如囊液为脓性，则需静脉用抗生素。

（4）术后24小时开始每日来院更换引流纱条，直至术后3~5天，可以延长更换纱条间隔，同时予以1∶5000高锰酸钾液坐浴，一日两次。注意：术后感染以预防为主，治疗时需要加用抗厌氧菌抗生素；换药保证充分引流。

（六）并发症及处理

1. 外阴血肿 外阴血供丰富，如术中止血不彻底，易于发生血肿。因此，对于外阴血肿以预防为主。一旦发生，可先予以局部加压包扎及冷敷（24小时内），待血止住后，血肿不再继续增大，可以解除加压，辅以局部热敷（24小时后）或理疗，促进血肿消散，同时予以抗生素预防感染及脓肿形成。

2. 感染，败血症 由于手术切口临近阴道、肛门，容易被细菌污染而发生感染，且局部环境决定了厌氧菌感染的机会较多。预防上主要是靠局部换药和高锰酸钾液坐浴，每次便后应保持外阴局部的清洁，同时予抗生素预防感染。一旦发生感染，有异常分泌物，换药时应注意盐水纱条放置到囊腔的最深部，以确保脓液充分引流，同时加强抗生素的使用（广谱抗生素合并抗厌氧菌抗生素同时使用）。

3. 囊肿复发 如果术后放置于伤口的盐水纱条或油纱条脱落后没有及时更换，造口周围的新鲜创面可能会相互对合发生愈合而使造口封闭，腔内引流不畅导致囊肿复发。术后前几日应每日更换纱条，以确保两侧的创面无法相连，待创面自行愈合后再延长换药间隔，逐步过渡到停止换药。

4. 周围脏器损伤 外阴邻近脏器如尿道、直肠等，如操作不当，切口过深或行囊肿剔除可能会伤及邻近脏器，发生直肠阴道瘘，如发生副损伤，需要保守治疗或待炎症消散后Ⅱ期手术。

5. 其他并发症包括 疼痛、局部皮肤红肿，对症处理即可。

（七）相关知识

前庭大腺位于大阴唇后部，被球海绵体肌覆盖，开口位于前庭后方小阴唇与处女膜之间的沟内。性刺激下腺体分泌黏液样物起润滑作用。开窗术是将阻塞管口形成的潴留囊肿中的液体释放并制造出较大开口取代已阻塞的开口，避免再次囊液潴留。

二、外阴肿物切除术（良性肿瘤）

》 情境导入

情境描述 患者，女性，因外阴发现肿物，缓慢增大一年，临床带教老师需要你完成外阴肿物切除一助。

讨论 1. 外阴肿物有哪些？哪些患者适合行外阴肿物切除术。

2. 外阴肿物如何排除尿道憩室、肛瘘？

3. 如何保证外阴肿物彻底切除？

4. 如果内容物为巧克力样液体，会是什么病？

（一）目的

1. 诊断作用　切除肿物做病理检查，以明确诊断，如为恶性，还需要进一步治疗。

2. 治疗作用　切除外阴肿物，达到治疗作用。

3. 预防作用　预防某些具有恶变潜质的癌前病变进一步发展演变为外阴癌。

（二）适应证

（1）各种外阴的良性肿瘤，如：脂肪瘤、纤维瘤、皮脂腺囊肿、乳突状瘤等。

（2）外阴部孤立、范围局限的病灶，不能除外恶性的，可以先行外阴肿物切除，明确性质后再决定进一步治疗。

（三）禁忌证

1. 无绝对禁忌证。

2. 相对禁忌证　同前庭大腺囊肿造口术（此处略）。注意：如果已经明确为外阴浸润癌者，则不宜行此术式。如已有病理检查证实为恶性者，则不宜行此术，而应当按照外阴恶性肿瘤治疗规范进行。

（四）操作前准备

注意：术前再次核对检查结果很重要，尤其是凝血功能检查。

1. 物品准备　治疗车，切开缝合包，尖刀片，2/0 可吸收线和 1 号丝线，消毒用品，5ml 注射器，2% 利多卡因及生理盐水，标本容器及 10% 福尔马林溶液。

2. 患者准备　术前应仔细询问患者的月经情况，避免在患者的月经期或月经前期施行手术；还应仔细询问患者有无内外科并发症，长期服药情况（例如：是否服用阿司匹林、华法林等影响凝血功能的药物及停药时间等）；完善术前的相关化验检查；向患者解释外阴肿物切除术的目的，操作过程，术中、术后可能发生的风险，需要配合的事项，签署知情同意书。

注意：签署知情同意书对有创操作很重要。

3. 操作者准备　需要 2 个人操作。操作者洗手，准备帽子、口罩；助手协助患者的体位摆放，观察手术过程中患者的一般情况，协助暴露术野，处理切除的标本等。注意：无论切除肿物的肉眼观如何，均应送病理检查，明确肿物的性质，以免漏诊。

（五）操作步骤

1. 体位　排空膀胱后取膀胱截石位，便于显露手术部位。必要时开放静脉通路。注意：操作前再次核对患者，核对左右侧。

2. 器械检查　洗手后佩戴帽子、口罩、手套，检查所用器械（连接好尖刀片，准备好血管钳、缝针、缝线、剪刀），用 5ml 注射器吸取 2% 利多卡因及生理盐水各 2.5ml 并混匀。

3. 消毒铺单　消毒外阴、阴道，铺无菌孔巾。

4. 切口的选择　分为带蒂和不带蒂的肿物。如为带蒂肿物，则沿蒂周围做纺锤形切口。如不带蒂，较小的肿物可沿肿物长轴方向切开，对于肿物较大者，也可沿长轴做纺锤形切口。要点：切口大小以能够顺利取出肿物为宜；纺锤形切口不宜过宽，以免术后皮肤缺损过大，缝合伤口张力大而影响愈合。

5. 麻醉

（1）局部浸润麻醉　5ml 注射器将 1% 利多卡因溶液在切口局部皮下注射形成一个皮丘，呈扇形逐层浸润麻醉拟切开的部位皮肤及皮下深层组织。在此过程中，操作者应不断负压回抽，判断是否刺破血管。

（2）骶管麻醉　属于腰麻的一种，需要专门的麻醉科医师进行操作和监护。适用于外阴部巨大肿物、且部位较深者。

6. 切除

（1）带蒂肿物的切除

1）切开　沿蒂根部周围做纺锤形切口，将皮肤切开。

2）分离　分离蒂的根部长约1cm，用弯血管钳夹住蒂根部，在血管钳的上方切除肿瘤。

3）缝扎瘤蒂　用2/0可吸收线贯穿缝扎瘤蒂。

4）缝合皮肤　用1号丝线间断缝合皮肤。注意：如果可疑恶性，则应在肿物外0.5cm完整切除，术中操作轻柔，尽量减少对肿物的牵拉和挤压，以降低转移的风险。

（2）无蒂肿物的切除

1）切开　沿原设计的切口于肿物表面切开皮肤。

2）分离　用Alice钳夹皮肤切缘及牵引肿物，用血管钳或刀柄沿肿瘤周围分离，直至肿瘤完全剥离。要点：在分离至肿物根部时，可能有肿瘤的供应血管，应予以钳夹后切除肿瘤，然后缝扎，可以减少出血。

3）闭合瘤腔　如果肿物较大，用2/0可吸收线自基底部开始间断"8"字缝合，闭合瘤腔（图2-1）。注意：缝合时应彻底止血、完全闭合，勿留死腔，否则容易发生术后出血、血肿，并继发感染。

4）缝合皮肤　用1号丝线间断缝合皮肤。

7. 标本处理　送病理学检查，如果有可疑感染的应同时送病原学检查。

8. 完善手术记录　详细记录手术情况。注意：手术记录应详细描述肿物的性状、大小、是否有完整包膜、与周围组织界限是否清晰以及血供是否丰富等。

9. 术后注意事项　嘱患者平卧休息，无不适后再离院。术后3~5天拆线。同前庭大腺囊肿造口术前3点相同，此处略。

（六）并发症及处理

同前庭大腺囊肿造口术，此处略。另应注意肿瘤复发：切除时应尽量连同包膜完整切除，以防残留而易于复发，复发时可以再次手术切除。

（七）相关知识

外阴肿瘤指生长在外阴部的各种肿瘤，根据肿瘤的性质可分为良性及恶性两类。良性外阴肿瘤主要有平滑肌瘤、纤维瘤、脂肪瘤、乳头瘤、汗腺瘤、神经纤维瘤、淋巴管瘤及血管瘤等。恶性肿瘤以外阴鳞状细胞癌为最多见，占外阴癌的90%，其余还有外阴黑色素瘤，外阴基底细胞癌，前庭大腺癌等。

该操作的诊断作用类似于外阴活检，但外阴活检有可能导致恶性肿瘤转移，而外阴肿物切除术是完整切除肿物，故在此方面，外阴肿物切除优于活检。

第四节　女性骨盆内、外测量

≫ 情境导入

情境描述　孕妇，妊娠39周，临床带教老师和你共同进行孕妇骨盆内、外测量。

讨论　1. 独立完成骨盆外测量，在老师指导协助下完成骨盆内测量。

2. 骨盆出口横径小于正常值，可以判定骨盆出口狭窄吗？

一、目的

骨盆测量是骨产道检查的主要方法，包括外测量和内测量。外测量间接了解骨盆的大小和形态；内测量经阴道测量骨盆内径，较外测量准确。评估骨盆情况，为决定分娩方式提供参考。

二、适应证

（1）外测量，妊娠期间的任何时间均可进行。

（2）内测量，临产前或产时需要确定骨产道情况时可进行测量，若伴发阴道出血、胎膜早破等应消毒外阴后进行骨盆内测量。

三、禁忌证

无绝对禁忌证，因各种原因不能够摆放测量体位者为相对禁忌证。

四、操作前准备

（一）环境准备

（1）光线适宜、温度适宜的检查室。

（2）有布帘、屏风等遮挡物，保护患者隐私。

（二）物品准备

（1）一次性垫巾。

（2）一次性检查手套及无菌手套。

（3）骨盆外测量器、骨盆出口测量器。

（4）大棉签或外阴消毒包（备卵圆钳、消毒碗、纱布）。

（5）消毒液（0.5%碘伏、0.5%聚维酮碘或0.1%苯扎溴铵溶液）。

（6）液体石蜡。

（三）患者准备

（1）明确检查的目、过程、可能的风险。

（2）配合检查，检查过程中的不适要告知检查者。

（四）操作者准备

（1）了解患者产检情况、现病史、既往史。

（2）洗手、戴帽子、口罩、手套。

（3）单人或双人操作。

五、操作步骤

（一）孕妇体位

孕妇排空膀胱后仰卧于检查床上，臀下垫一次性垫巾。

（二）骨盆外测量

检查者戴一次性检查手套操作。

1. 髂棘间径　孕妇取伸腿仰卧位，检查者站在孕妇右侧，使用骨盆外测量器，测量两髂前上棘外缘的距离，正常值为 23～26cm。此径线间接推测骨盆入口横径大小（图 5-1）。

2. 髂嵴间径　孕妇取伸腿仰卧位，检查者站在孕妇右侧，使用骨盆外测量器，测量两髂嵴外缘最宽的距离，正常值为 25～28cm。此径线间接推测骨盆入口横径大小（图 5-2）。

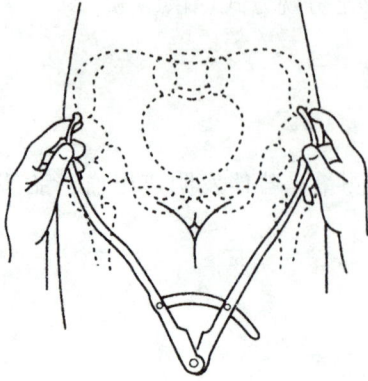

图 5 – 1　髂棘间径

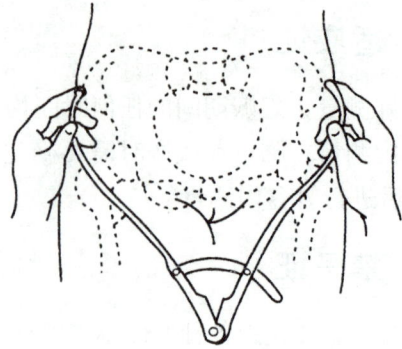

图 5 – 2　髂嵴间径

3. 骶耻外径　孕妇取左侧卧位，右腿伸直，左腿屈曲，检查者站在孕妇右侧，使用骨盆外测量器，测量第 5 腰椎棘突下缘（即米氏菱形窝的上角）至耻骨联合上缘中点的距离，正常值为 18 ~ 20cm。此径线间接推测骨盆入口前后径大小（图 5 – 3）。

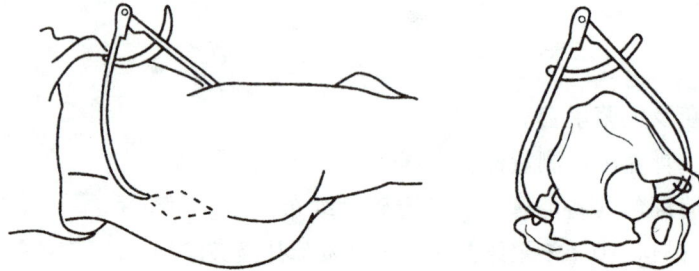

图 5 – 3　骶耻外径

4. 坐骨结节间径或称出口横径　孕妇取仰卧位，双手抱膝，向两侧外上方展开，检查者位于孕妇两腿之间，使用骨盆出口测量器，测量两坐骨结节内侧缘的距离，正常值为 8.5 ~ 9.5cm。可用检查者手拳概测，达到一拳，可认为此径线在正常范围，手拳概测没有测量准确。此径线间接推测骨盆出口横径大小（图 5 – 4）。

5. 耻骨弓角度　孕妇取仰卧位，双手抱膝，向两侧外上方展开，检查者双手拇指指尖斜着对拢，放在耻骨联合下缘，左右两拇指平放在耻骨降支上，测量两拇指间角度，正常值为 90°，小于 80° 为异常，此角度反映骨盆出口横径的宽度（图 5 – 5）。

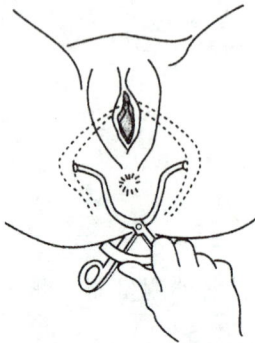

图 5 – 4　坐骨结节间径

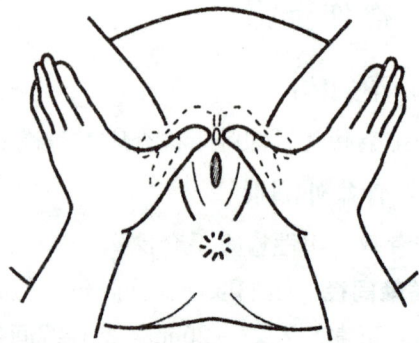

图 5 – 5　耻骨弓角度

（三）外阴消毒

（1）孕妇体位：孕妇仰卧于检查床上，两腿屈曲稍分开，暴露外阴部。

（2）消毒外阴2~3次，顺序为大阴唇、小阴唇、阴阜、大腿内上1/3、会阴、肛周。

（四）骨盆内测量

检查者戴无菌手套操作。

1. 对角径 为耻骨联合下缘至骶岬上缘中点的距离。检查者位于孕妇两腿之间，用消毒液或石蜡油涂抹右手手套润滑，示指和中指并拢伸入阴道，拇指伸直，其余各指屈曲。用中指尖触到骶岬上缘中点，示指上缘紧贴耻骨联合下缘，另一手指标记此接触点，抽出阴道内手指，测量中指至此接触点的距离。正常值为12.5~13cm，此值减去1.5~2cm为骨盆入口前后径长度，又称真结合径。测量时中指尖测不到骶岬上缘表示对角径大于12.5cm（图5-6）。

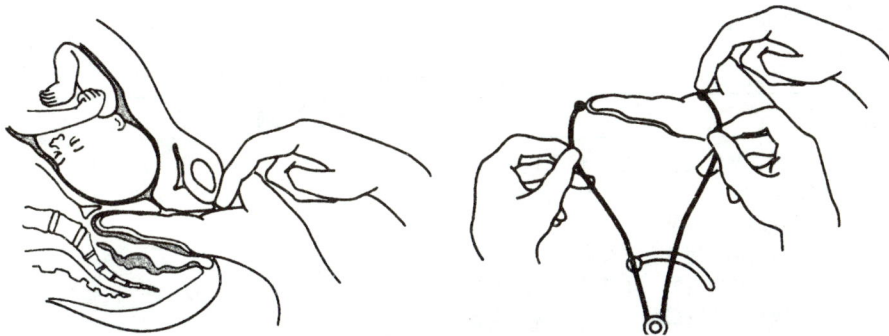

图5-6 对角径

2. 坐骨棘间径 两坐骨棘间的距离。检查者示指和中指伸入阴道内，触及两侧坐骨棘，估计期间的距离。正常值约为10cm。此距离代表中骨盆横径大小（图5-7）。

3. 坐骨切迹宽度 坐骨棘与骶骨下部间的距离，即骶棘韧带宽度，将阴道内的示指置于韧带上移动，若能容纳3横指（5.5~6cm）为正常，否则属中骨盆狭窄（图5-8）。

4. 出口后矢状径 坐骨结节间径中点至骶骨尖端的长度。戴手套的右手示指涂润滑剂后伸入肛门向骶骨方向，拇指位于孕妇体外骶尾部，两指共同找到骶骨尖端，将骨盆出口测量器一端放在坐骨结节间径的中点，另一端放在骶骨尖端处。正常值为8~9cm（图5-9）。

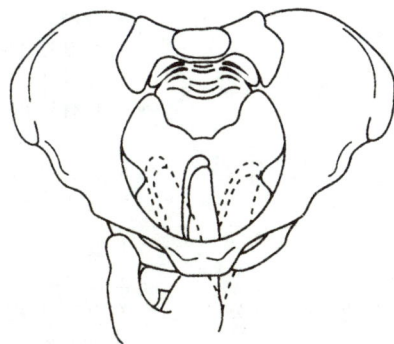

图5-7 坐骨棘间径

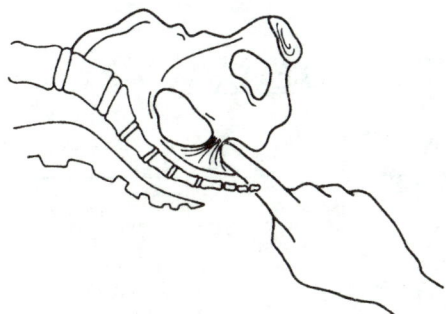

图5-8 坐骨切迹宽度

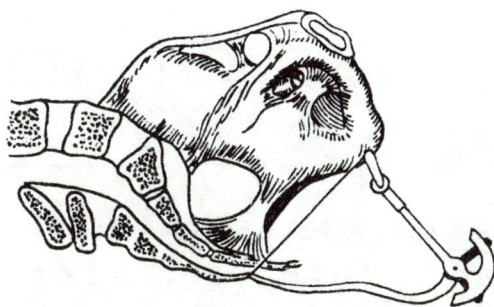

图5-9 出口后矢状径

六、相关知识

（1）如为男性医护人员检查，需要一名女性医护人员在场。

（2）第 5 腰椎棘突下缘定位：髂嵴后连线中点下 1.5cm，相当于米氏菱形窝上角。

（3）坐骨结节间径 <8cm，需要加测出口后矢状径，出口后矢状径和坐骨结节间径之和大于 15cm 时，表明骨盆出口狭窄不明显。

（4）充分证据表明骨盆外测量中髂棘间径、髂嵴间径、骶耻外径并不能预测产时头盆不称，无需常规测量，怀疑出口狭窄时，测量坐骨结节间径、耻骨弓角度。骨盆内测量对于评估胎儿是否相称更为重要。

七、骨盆外测量评分标准

骨盆外测量评分标准见表 5－3。

表 5－3　骨盆外测量操作评分标准

操作流程	技术要求及分值
操作前准备（15 分）	1. 检查室温度、光线适宜。（1 分） 2. 戴帽子、口罩，剪短指甲、洗手。（2 分） 3. 物品准备齐全。（3 分） 4. 核对孕妇信息、末次月经、预产期。（2 分） 5. 交代检查目的及注意事项。（3 分） 6. 嘱孕妇排空膀胱，保护隐私。（2 分） 7. 站在孕妇右侧，协助孕妇摆放体位。（2 分）
检查过程（70 分）	1. 骨盆测量器校准。（2 分） 2. 髂棘间径测量方法正确。（10 分） 3. 髂嵴间径测量方法正确。（10 分） 4. 骶耻外径测量方法正确。（10 分） 5. 坐骨结节间径测量方法正确。（10 分） 6. 耻骨弓角度测量方法正确。（10 分） 7. 读数正确，口述各径线代表的意义。（10 分） 8. 协助孕妇恢复体位，整理用物。（4 分） 9. 洗手、记录。（4 分）
职业素质（15 分）	1. 操作规范、过程流畅。（3 分） 2. 着装整洁，端庄大方。（3 分） 3. 认真细致，动作轻柔。（3 分） 4. 沟通有效，配合良好。（3 分） 5. 男检查者要有一名女性医护人员在场。（3 分）

注：准备时间 2 分钟，考试时间 10 分钟。总分：100 分。

第五节　妊娠腹部四步触诊检查法

》》情境导入

情境描述　孕妇，妊娠 38 周，常规孕检。

讨论　1. 请对其进行产科四步触诊检查，明确胎儿情况。

2. 检查发现子宫明显大于孕周，需如何处置？

一、目的

规范的产前检查是孕妇监护的主要方法，包括腹部检查、产道检查、阴道检查、肛门指诊检查。妊娠腹部四步触诊属腹部检查的范畴，主要检查子宫大小、胎产式、胎先露、胎方位以及胎先露是否衔接，是临床学生需要掌握的基本查体方法之一。

二、适应证

孕中、晚期孕妇，一般 24 周以后。

三、禁忌证

无绝对禁忌证。相对禁忌证有子宫敏感、先兆早产、中央型前置胎盘、胎膜早破、孕妇患有严重心肺功能不全等。

四、操作前准备

（一）环境准备

（1）光线适宜、温度适宜的检查室。
（2）有布帘、屏风等遮挡物，保护患者隐私。

（二）物品准备

皮尺。洗手液或手消剂。

（三）患者准备

（1）明确检查的目、过程、可能的风险。
（2）配合检查，检查过程中的不适要告知检查者。

（四）操作者准备

（1）了解患者产检情况、现病史、既往史，明确诊断和孕周，排除禁忌证。
（2）剪短指甲，洗手。

五、操作步骤

（一）孕妇体位

孕妇排尿后仰卧造检查床上，头部稍垫高，暴露检查部位，双腿略屈曲稍分开，使腹肌放松。

（二）检查者站位

检查者站在孕妇右侧，在作前 3 步手法时，检查者面向孕妇头侧，作第 4 步手法时，检查者面向孕妇足端。

（三）检查步骤

1. 第 1 步手法 检查者双手置于宫底部，了解子宫外形并手测宫底高度，估计胎儿大小与妊娠周数是否相符。然后以两手指腹相对轻推，判断在宫底部的胎儿部分，若为胎头则硬而圆且有浮球感，若为胎臀则柔软而宽且形态略不规则（图 5 - 10）。

2. 第 2 步手法　检查者两手掌分别置于腹部左右侧，一手固定，另一手轻轻深按检查。触到平坦饱满部分为胎被背，触到可变性形的高低不平部分为胎儿肢体，有时能感到胎儿肢体的活动（图 5 - 11）。

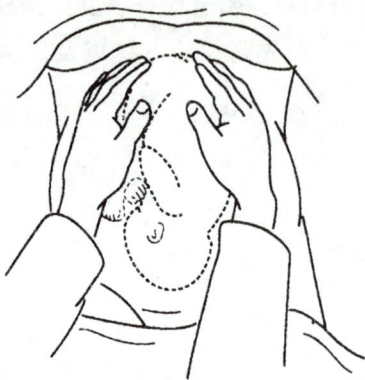

图 5 - 10　四步触诊第 1 步

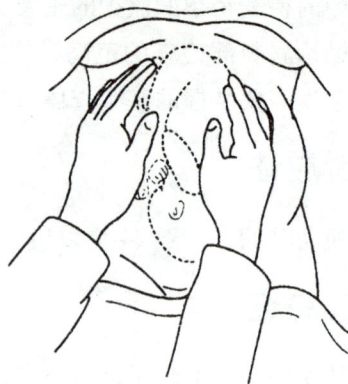

图 5 - 11　四步触诊第 2 步

3. 第 3 步手法　检查者右手拇指与其他 4 指分开，置于耻骨联合上方握住胎先露部，进一步查清是胎头或胎臀，左右推动以确定是否衔接。若胎先露部仍可左右移动，表示尚未衔接入盆；若不能被推动，则已衔接（图 5 - 12）。

4. 第 4 步手法　检查者左右手分别置于胎先露部的两侧，沿骨盆入口方向向下深按，再次核对胎先露的诊断是否正确，并确定胎先露部入盆程度（图 5 - 13）。

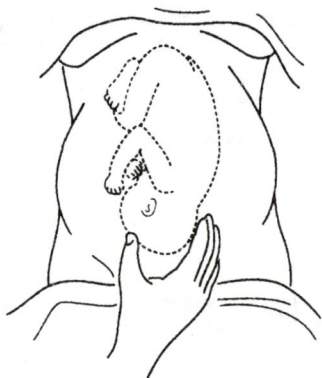

图 5 - 12　四步触诊第 3 步

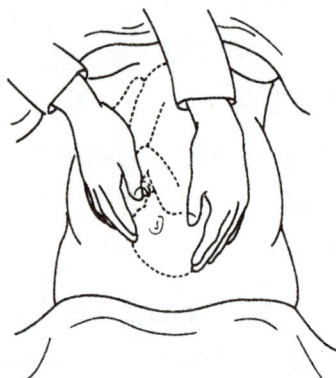

图 5 - 13　四步触诊第 4 步

六、相关知识

（1）用软尺测量子宫高度，即耻骨联合上缘至子宫底的距离。

（2）子宫敏感、先兆早产者检查时务必轻柔，容易引发宫缩；如出现宫缩，需立即停止操作，对症处理。

（3）子宫高度异常者，需进一步处置，如核对孕周、超声检查等。

（4）孕妇悬垂腹形，需考虑是否伴有骨盆狭窄。

七、妊娠腹部四步触诊检查评分标准

妊娠腹部四步触诊检查评分标准见表 5 - 4。

表 5 – 4　妊娠腹部四步触诊检查评分标准

操作流程	技术要求及分值
准备 (15 分)	1. 检查室光线适宜、温度适宜。(2 分) 2. 有布帘、屏风等遮挡物,保护患者隐私。(2 分) 3. 剪短指甲,洗手。(2 分) 4. 物品准备齐全。(2 分) 5. 核对孕妇信息。(2 分) 6. 交代检查目的及注意事项。(2 分) 7. 嘱孕妇排空膀胱。(1 分) 8. 站在孕妇右侧,协助孕妇摆放体位。(2 分)
检查过程 (70 分)	1. 检查者站在孕妇右侧,在作前 3 步手法时,检查者面向孕妇头侧,作第 4 步手法时,检查者面向孕妇足端。(2 分) 2. 第 1 步手法:检查者双手置于宫底部,了解子宫外形并手测宫底高度,估计胎儿大小与妊娠周数是否相符。然后以两手指腹相对轻推,判断在宫底部的胎儿部分,若为胎头则硬而圆且有浮球感,若为胎臀则柔软而宽且形态不规则。(15 分) 3. 第 2 步手法:检查者两手掌分别置于腹部左右侧,一手固定,另一手轻轻深按检查。触到平坦饱满部分为胎被背,触到可变性形的高低不平部分为胎儿肢体,有时能感到胎儿肢体的活动。(15 分) 4. 第 3 步手法:检查者右手拇指与其他 4 指分开,置于耻骨联合上方握住胎先露部,进一步查清是胎头或胎臀,左右推动以确定是否衔接。若胎先露部仍可左右移动,表示尚未衔接入盆;若不能被推动,则已衔接。(15 分) 5. 第 4 步手法:检查者左右手分别置于胎先露部的两侧,沿骨盆入口方向向下深按,再次核对胎先露的诊断是否正确,并确定胎先露部入盆程度。(15 分) 6. 准确汇报检查结果。(4 分) 7. 协助孕妇恢复体位,整理用物。(2 分) 8. 洗手、记录。(2 分)
职业素养 (15 分)	1. 操作规范,过程流畅。(3 分) 2. 着装整洁,端庄大方。(3 分) 3. 认真细致,动作轻柔。(3 分) 4. 沟通有效,配合良好。(3 分) 5. 男检查者要有一名女性医护人员在场。(3 分)

注:准备时间 2 分钟,考试时间 6 分钟。总分:100 分。

第六节　会阴切开及缝合

》》情境导入

情境描述　孕妇,孕 1 产 0,妊娠 39 周 5 天,第二产程延长,拟产钳助产。

讨论　1. 会阴切开的时机?

　　2. 会阴切开缝合后血肿出现的原因是什么?如何处理?

一、目的

减少软产道损伤,有利于胎儿娩出。

二、适应证

(1) 会阴过紧或胎儿过大,估计分娩时会阴撕裂不可避免者。

(2) 母儿有病理情况急需结束分娩者。

(3) 偶用于经阴道手术以扩大手术视野。

三、禁忌证

1. 绝对禁忌证　骨盆异常或头盆不称，不能经阴道分娩者。

2. 相对禁忌证　存在生殖道感染，如尖锐湿疣、疱疹，不宜阴道分娩者；死胎、无法存活的畸胎尽量不切开；难以控制的凝血功能障碍，纠正后可使用。

四、操作前准备

（一）环境准备

光线明亮、温度事宜的产房或手术室。

（二）物品准备

1. 会阴切开缝合包　内含弯盘2个、孔巾1块（或3~4块无菌巾）、无菌剪（侧切剪）1把、线剪1把、持针器1把、平镊1把、齿镊1把、止血钳2把、小圆针和三角针数个、缝线（可吸收线或丝线）、纱布、带尾纱条等。

2. 消毒用品　0.1%苯扎溴铵或聚维酮碘。

3. 麻药　2%利多卡因2ml或1%普鲁卡因2ml。

4. 其他　注射器（10ml或20ml）1个。无菌手套2副等。

（三）患者准备

（1）测量生命体征（心率、血压、呼吸），体力状况评价。
（2）明确会阴切开术的目的，操作过程，可能的风险。
（3）产妇取仰卧屈膝位或膀胱截石位。
（4）签署知情同意书。

（四）操作者准备

（1）核对患者信息，向患者讲明操作的必要性，签署知情同意书。
（2）洗手、戴帽子、口罩，常规外科手消毒。
（3）常规外阴清洗、消毒：用消毒纱球沾肥皂水擦洗外阴，顺序为大阴唇、小阴唇、阴阜、大腿内上1/3、会阴及肛门；消毒纱球覆盖阴道口，防止冲洗液流入阴道，用温水冲掉肥皂液；最后以0.1%苯扎溴铵冲洗或涂以聚维酮碘消毒会阴部；铺无菌巾。
（4）刷手、穿手术衣，戴无菌手套。
（5）铺上无菌中单及大孔巾。
（6）会阴阻滞麻醉。

五、操作步骤

（一）会阴侧切缝合术

左右均可，临床上以左侧为多见。

1. 切开　术者以左手中、示指伸入阴道内，撑起预定切开部位阴道壁，局部浸润麻醉后，右手持会阴切开剪刀或钝头直剪刀，一叶置于阴道内，另一叶置于阴道外，使剪刀切线与会阴后联合中线向旁呈45°（注意：会阴高度膨胀时应采用60°~70°，娩出胎儿后可恢复至45°）与皮肤垂直放好，于宫缩胎头向下压迫会阴使会阴膨胀时剪开会阴全层4~5cm。

2. 止血　切开后应立即用纱布压迫止血，如有小动脉活跃出血应钳夹结扎止血。

3. 缝合　缝合前应在胎盘、胎膜完全娩出后，先检查阴道和宫颈有无裂伤，再将带尾纱条塞入阴道内，同时上推宫颈，阻止宫腔血液下流，以免妨碍手术视野。甲硝唑冲洗创面后，按层次缝合。

（1）缝合阴道黏膜　用左手中、示指撑开阴道壁，暴露阴道黏膜切口顶端及整个切口，用 2/0 可吸收线，自切口顶端上方 0.5~1cm 处开始，间断或连续缝合阴道黏膜及黏膜下组织，直达处女膜环外。

（2）缝合肌层　以同线间断缝合肌层，达到止血和关闭死腔的目的。缝针不宜过密，肌层切口缘应对齐，注意恢复解剖关系。

（3）缝合皮下及皮肤组织　以 1 号丝线间断缝合皮下脂肪及皮肤，或 3/0 可吸收线连续皮内缝合。

（二）会阴正中切开缝合术

1. 切开　局部浸润麻醉后，沿会阴联合正中点向肛门方向垂直切开，长 2~3cm，注意不要损伤肛门括约肌。

2. 缝合

（1）缝合阴道黏膜　用 2/0 可吸收线，自切口顶端上方 0.5~1cm 处开始，间断或连续缝合阴道黏膜及黏膜下组织，直达处女膜环外。切勿穿透直肠黏膜，必要时可置一指于肛门内做指引。

（2）缝合皮下脂肪及皮肤　以 1 号丝线间断缝合皮下组织及皮肤，亦可采用可吸收肠线做皮内连续缝合，可不拆线。

（三）缝合后处理

取出阴道内填塞纱条，仔细检查缝合处有无出血或水肿，确保处女膜环口不小于两横指。常规肛诊检查有无肠线穿透直肠黏膜。如有，应立即拆除，重新消毒缝合。

（四）术后护理

保持外阴清洁，术后 5 天内，每次大小便后，用聚维酮碘或者 0.1% 苯扎溴铵棉球擦洗外阴，勤更换外阴垫。会阴外缝丝线者在手术后 5 天拆线。

（五）并发症及处理

1. 会阴血肿　常由于缝合时止血不彻底，第一针位置过低等引起。血肿较小或未发展，全身情况尚可，可予以局部冷敷、压迫。若血肿大或有增大趋势，应立即行血肿清创，出血多并有出血休克症状应行抗休克处理，同时积极手术止血。

2. 伤口水肿、疼痛　用 50% 硫酸镁纱布湿热敷，24 小时后进行超短波或红外线照射，每日 1 次，每次 15 分钟。

3. 伤口感染　立即拆线，彻底清创引流，换药。

4. 伤口裂开　窦道扩开，换药，产后 7 天后可高锰酸钾坐浴，促进伤口愈合；待局部清洁，或行 II 期缝合。

六、相关知识

（1）会阴切开手术时机选择在胎儿娩出前 5~10 分钟为宜。

（2）注意保护胎儿先露部，避免损伤直肠。

（3）会阴正中切开缝合术优点剪开组织少，出血量少，术后组织肿胀疼痛轻微。但切口有延长撕裂肛门括约肌的风险，胎儿较大或接产技术不熟练者不宜使用。

七、会阴侧切开缝合操作评分标准

会阴侧切开缝合操作评分标准见表 5-5。

表 5-5　会阴侧切开缝合操作评分标准

操作流程	技术要求及分值
操作前准备 (15分)	1. 查房或手术室光线适宜、温度适宜。(1分) 2. 洗手、戴帽子、口罩，常规外科手消毒。(1分) 3. 常规外阴清洗、消毒。(2分) 4. 物品准备齐全。(2分) 5. 核对孕妇信息，评估产程进展。(2分) 6. 交代手术目的及注意事项。(2分) 7. 刷手、穿手术衣，戴无菌手套。(1分) 8. 铺上无菌中单及大孔巾。(2分) 9. 会阴阻滞麻醉。(2分)
操作过程 (65分)	1. 术者以左手中、示指伸入阴道内，撑起预定切开部位阴道壁，右手持会阴切开剪刀或钝头直剪刀，一叶置于阴道内，另一叶置于阴道外，使剪刀切线与会阴后联合中线向旁呈45°（会阴高度膨胀时应采用60°~70°）与皮肤垂直。(5分) 2. 于宫缩胎头向下压迫会阴使会阴膨胀时剪开会阴全层4~5cm，切口应整齐，内外一致。(5分) 3. 切口一般长度为4~5cm。(5分) 4. 有出血点用纱布压迫止血，必要时结扎、钳夹止血。(5分) 5. 胎儿胎盘娩出后，检查软产道。阴道放入有尾纱，检查会阴伤口有无延伸，检查阴道壁是否裂伤、有无血肿。(5分) 6. 操作者左手食、中指暴露阴道黏膜切口顶端，用2/0可吸收缝合线从切口顶端上方超过0.5cm处开始间断或连续缝合黏膜及黏膜下组织，至处女膜环处打结。(5分) 7. 用2/0可吸收缝合线间断缝合肌层。(5分) 8. 消毒皮肤，用丝线间断缝合皮肤，并记录皮肤缝线针数，或用3/0可吸收缝线行皮下包埋缝合。(5分) 9. 取出阴道内有尾纱，检查阴道切口黏膜有无渗血、血肿。(5分) 10. 对合会阴处皮肤。擦净外阴部及周围血渍，消毒切口。(5分) 11. 肛门指检有无肠线穿透直肠黏膜及有无阴道后壁血肿。(5分) 12. 准确评估术中出血量，清点尾纱、纱布和器械数目。(5分) 13. 置好产妇，清理用物，分类处理。(5分)
职业素养 (15分)	1. 操作规范，过程流畅。(3分) 2. 着装整洁，端庄大方。(3分) 3. 认真细致，动作轻柔。(3分) 4. 沟通有效，配合良好。(3分) 5. 男术者要有一名女性医护人员在场。(3分)

注：准备时间2分钟，考试时间10分钟。总分：95分。

目标检测

1. 阴道毛滴虫的检查方法，错误的是（　）
   A. 生理盐水推片法　　B. 涂片后染色　　C. 血涂片
   D. 尿沉渣涂片　　E. 前列腺分泌物涂片

2. 阴道毛滴虫的感染方式是（　）
   A. 经口　　B. 直接经皮肤　　C. 直接接触和间接接触
   D. 经胎盘　　E. 经媒介昆虫叮咬

3. 关于细菌性阴道炎临床诊断标准的叙述，错误的是（　）
   A. 阴道分泌物稀薄均匀　　B. 分泌物 pH >4.5　　C. 胺试验阴性
   D. 湿片检出线索细胞　　E. 分泌物有恶臭

4. 大量无色透明黏性白带常见于（　）
   A. 应用雌激素药物后　　B. 滴虫性阴道炎　　C. 慢性宫颈炎

D. 真菌性阴道炎　　　　E. 宫颈息肉

5. 滴虫阴道炎患者，阴道分泌物可呈（　　）

A. 脓性　　　　　　　B. 血性　　　　　　　C. 黄色水样

D. 奶油状　　　　　　E. 豆腐渣样

6. 代表中骨盆横径的是哪条径线（　　）

A. 髂棘间径　　　　　B. 坐骨棘间径　　　　C. 骶耻外径

D. 坐骨结节间径　　　E. 耻骨弓角度

7. 髂嵴间径正常值为（　　）

A. 7～9cm　　　　　　B. 23～26cm　　　　　C. 25～28cm

D. 18～20cm

8. 骨盆外测量出口横径为7cm，应进一步测量哪条径线（　　）

A. 髂棘间径　　　　　B. 坐骨棘间径　　　　C. 对角径

D. 坐骨结节间径　　　E. 出口后矢状径

9. 进行四步触诊检查时，检查者面向孕妇足端的是（　　）

A. 第1步　　　　　　B. 第2步　　　　　　C. 第3步

D. 第4步　　　　　　E. 前3步

10. 进行四步触诊时，患者体位是（　　）

A. 左侧卧位

B. 仰卧，双腿自然略屈曲，稍分开

C. 仰卧，双腿伸直

D. 右侧卧位

E. 憋尿

二、思考题

1. 会阴切开的时机？

2. 会阴切开缝合后血肿出现的原因是什么？如何处理？

3. 阴道后穹窿穿刺术的目的？

4. 妊娠腹部四步触诊检查法的适应证？

第六章　儿科常用操作技能

◉ 学习目标

　　1. 通过本章学习，重点掌握小儿体格生长指标的测量方法、小儿头皮静脉穿刺术、新生儿复苏术和婴儿鼻胃插管术。

　　2. 学会小儿体格生长指标的测量方法，熟悉小儿头皮静脉穿刺、新生儿复苏和婴儿鼻胃插管的正确操作步骤；具有运用儿科基本技能知识对儿童及家长进行育儿指导和科普知识宣传的能力。

第一节　体格生长指标的测量

》情境导入

情境描述　患儿，男性，2岁3个月，常规儿科查体。

讨论　1. 体格检查项目有哪些？

　　　2. 如何进行身高、体重、头围、腹围、胸围的测量？

　　　3. 该年龄段儿童体格检查的的参考值是多少？

一、目的

通过对小儿体格生长各项指标的测量，了解生长发育的趋势，判断小儿生长发育的水平，筛出发育偏离或异常，及早予以干预。

二、适应证

需进行生长发育测量的小儿。

三、禁忌证

无。

四、操作前准备

（一）物品准备
体重秤、婴儿身长测量器、身高计、软尺、垫布、皮褶厚度计等。

（二）操作者准备
（1）向小儿家长交代测量目的，解释测量方法，取得家长同意及配合。

（2）测量前应检查磅秤的零点、量具的准确性。如果衣服不能脱成衬衣衬裤，则应设法扣除衣服重量。

（3）儿童体格检查时为取得患儿合作，对婴幼儿在开始检查前应先与其交谈，或用玩具、听诊器等与之游戏，以解除恐惧心理及紧张情绪，或以表扬的语言鼓励患儿，使之勇于接受检查。

五、操作步骤

1. 体重测量

（1）3 岁以下小儿测量　10kg 以下的小婴儿先进行环境准备，使室温保持在 22 ~ 24℃。测体重之前注意体重秤调零，脱去小儿衣帽及纸尿裤，一手托住小儿的头部，一手托住臀部放于体重秤上进行测量。小婴儿最好采用载重 10 ~ 15kg 盘式杠杆秤或盘式电子秤测量，准确读数至 10g。1 ~ 3 岁幼儿亦可采用载重 50kg 体重秤蹲位测量，准确读数至 50g。需注意让小儿蹲于秤台中央。

（2）3 岁以上小儿测量　体重测量应在晨起空腹时将小便排出，脱去衣裤鞋袜后进行。平时以进食后 2 小时称量为佳。3 ~ 7 岁儿童用载重 50kg 体重秤测量，准确读数至 50g；7 岁以上儿童用载重 100kg 体重秤测量，准确读数至 100g。测量时让小儿站立于踏板中央，两手自然下垂。如有条件可使小儿离开体重秤后再次站于体重秤上，重新测量读数，取两次测量的平均值作为最终测量值，以减少误差。

（3）体温低或病重的患儿　可先将衣服、纸尿裤和小毛毯称重后，再给患儿穿上后再测量。注意：体重秤调零。

2. 身长（高）测量　需 2 人配合操作。

（1）卧位测量（3 岁以下）　一手托住小儿的头部，一手托住臀部，将小儿仰卧位放在量床底板中线上。两人配合，助手将头扶正，使头顶接触头板，同时小儿双眼直视前方。最佳头部位置是使法兰克福平面（耳眼平面）处于垂直位，即使左右两侧外耳门上缘点与左侧眶下缘点三点处于同一垂直面。检查者位于小儿右侧，左手按住双膝，使双腿伸直并拢，右手移动足板使其接触两侧足跟，然后读刻度。注意使量床两侧读数一致。误差不超过 0.1cm。

注意：测量者的眼睛要与滑侧板在一个水平面上。如有条件可再次测量读数，取两次读数的平均值作为最终测量值，以减少误差。

（2）立位测量（3 岁以上）　先检查身高计是否放置平稳，滑侧板与立柱之间是否成直角。3 岁以上儿童量身高时，要脱去鞋、帽，取立正姿势。

小儿站于身高计的底板上，要求小儿立正姿势，两眼正视前方，两侧耳廓上缘连线及眼眶下缘连线呈水平位，胸部稍挺起，腹部微后收，两臂自然下垂，手指并拢，脚跟靠拢，脚尖分开约 60°，背靠身高计的立柱，使两足后跟、臀部及两肩胛角几个点同时都接触立柱，头部保持正直位置。测量者轻轻滑动滑侧板直至与小儿头顶接触，读数前应再次观察被测量者姿势是否保持正确，待符合要求后再读取滑侧板呈水平位时其底而立柱上的数字，记录至小数点后位，误差不超过 0.1cm。

3. 坐高测量

（1）3 岁以下小儿　取仰卧位测量，由助手固定小儿头部及身体，使其头顶贴于测量板顶端，测量者位于小儿右侧，左手提起小儿小腿使其膝关节屈曲，大腿与底板垂直，骶紧贴底板，右手移动足板，使其紧贴小儿臀部，精确至 0.1cm。头顶到坐骨结节的长度，称顶臀长。

（2）3 岁以上小儿　取坐位，两大腿伸直并拢，与躯干成直角，令小儿挺身坐直，双眼平视前方，臀部紧靠立柱，双肩自然下垂，双脚平放地上，足尖向前。移动头顶板与头顶接触，精确至 0.1cm。

注意：坐凳高度，如脚悬空，可在脚下填充木板，使大腿的伸直面与地面平行。某些疾病时身体各部分比例失常，此时需要分开测量上部量及下部量以进行比较。

4. 上、下部量

（1）上、下部量：上部量是指自头顶至耻骨联合上缘距离；下部量是指自耻骨联合上缘至足底距离。

（2）取仰卧位或立位，用软尺或硬尺测量自耻骨联合上缘至足底的垂直距离，为下部量，精确至0.1cm。身长（高）减去下部量即为上部量。0~3岁婴幼儿取仰卧位测量，3岁以上儿童取立位测量，要求同身长（高）测量。

5. 头围测量 小儿取立位或坐位，测量者位于被测者前方或一侧，用拇指将软尺零点固定于一侧眉弓上缘处，软尺经过耳上方，经枕骨结节最高点，两侧对称，从另一侧眉弓上缘回至零点读数，误差不超过0.1cm。注意：软尺应紧贴皮肤，左右对称，注意软尺不要打折。

6. 胸围测量 3岁以下小儿取卧位或立位，3岁以上儿童取立位。测量者位于小儿前方或一侧，用手指将软尺零点固定于一侧乳头的下缘，手拉软尺，绕经小儿后背，以两肩胛骨下角下缘为准，注意前后左右对称，经另一侧回到起点，然后读数。取平静呼、吸气时的中间数，误差不超过0.1cm。测量时软尺应紧贴皮肤，注意软尺不要打折。注意：小儿需处于安静状态，两手自然下垂，两眼平视前方。

7. 腹围测量 取卧位，测量婴儿时将软尺零点固定在剑突与脐连线的中点，经同水平位绕背一周回零点；儿童可平脐经同水平位绕背一周后回到零点进行读数，精确至0.1cm。

8. 腹部皮下脂肪 取锁骨中线平脐处，皮褶方向与躯干长轴平行，测量者在测量部位用左手拇指和食指将该处皮肤及皮下脂肪捏起，捏时两手指应相距3cm，右手拿量具（皮褶厚度计）将钳板插入捏起的皮褶两边至底部钳住，测量其厚度，精确至0.5mm。

9. 上臂围 取立位、坐位或者仰卧位，两手自然平放或下垂，一般测量左上臂，将软尺零点固定于上臂外侧肩峰至鹰嘴连线中点，沿该点水平位将软尺紧贴皮肤绕上臂一周，回至零点读数，精确至0.1cm。

六、相关知识

1. 体重 为各器官、系统、体液的总重量。其中骨骼、肌肉、内脏、体脂、体液为主要成分。体重易于准确测量，是最容易获得的反映儿童生长与营养状况的指标。

2. 身高（长） 身高为头部、脊柱及下肢长度的总和。3岁以内的婴幼儿或不能站立者应卧位测量头顶点至足底距离，称之为身长；立位测量称之为身高。主要反映的是长期营养状况，短期内影响生长发育的因素对身长影响不明显。它受遗传、种族和环境的影响较明显。

3. 上、下部量 用软尺测量自耻骨联合上缘至足底的垂直距离，为下部量；身长或身高减去下部量即为上部量。出生时上部量大于下部量，中点在脐上，随着下肢长骨的生长，中点下移，2岁时在脐下，6岁时在脐与耻骨联合上缘之间，12岁时恰位于耻骨联合上缘，此时上部量与下部量相等。在患有某些疾病时可使身体各部分比例失常，此时需要分开测量上部量及下部量以进行比较。

4. 头围 指头的最大围径，反映脑和颅骨的发育。胎儿期脑发育最快，故出生时头围相对较大，平均为34cm，头围在1岁以内增长较快，特别是生后前3个月，头围即可增长6cm，6个月时已达44cm，1岁时为46cm，1周岁以后增长明显减慢，2岁时48cm，5岁时约50cm，15~16岁达54~58cm。接近成人头围。头围测量在2岁前最有价值。头围过大或突然增长过快提示：脑积水、脑肿瘤等。头围过小或者不能正常增长提示：脑发育不良，小头畸形等。

5. 胸围 是胸廓的围长，胸围反映胸廓与肺的发育。其大小与肺、胸廓、肌肉和皮下脂肪的发育有关。出生时胸围比头围小 1~2cm，第一年末胸围与头围大致相等，形成交叉，以后则胸围超过头围。如果营养不良、佝偻病、缺乏体育锻炼等，小儿胸围超过头围的时间可推迟至 1.5 岁以后。在 1 岁至青春期前（约 10 岁左右），胸围超过头围的厘米数 = 年龄（周龄）- 1。

6. 腹围 2 岁前腹围与胸围约相等，2 岁后则腹围较小。腹围受多种因素影响，故实际临床意义不大。患儿腹部疾病时需动态监测以观察腹水的变化情况。

7. 皮下脂肪 通过测量皮褶厚度可反映皮下脂肪及小儿的营养状况。常用的测量部位有上臂肱二头肌部位、背部及腹部。

8. 上臂围 代表肌肉、骨骼、皮下脂肪和皮肤的生长。1 岁以内上臂围增长迅速，1~5 岁增长缓慢，为 1~2cm，因此在无条件测量体重和身高的场合，可用测量左上臂围来筛查 1~5 岁小儿的营养状况。右上臂围 >13.5cm 为营养良好，12.5~13.5cm 为营养中等，<12.5cm 为营养不良。

素质提升

糖丸之父——顾方舟

脊髓灰质炎俗称"小儿麻痹症"，是由脊髓灰质炎病毒所致的急性传染病。

1955 年，全国多地暴发"脊髓灰质炎"疫情。顾方舟——我国脊髓灰质炎疫苗研发生产的拓荒者，临危受命研制脊髓灰质炎疫苗。花了一年左右的时间，成功分离出"脊灰"病毒。疫苗问世后，冒着麻痹、死亡的危险，顾方舟和同事们首先把自己当作试验对象，试服了疫苗。顾方舟借鉴中医制作丸剂的方法，创造性地改良配方，把液体疫苗融入糖丸，糖丸疫苗的诞生，是人类脊灰疫苗史上的点睛之笔，既有效遏制了当时"脊灰"肆虐的势态，也让成千上万的儿童免于残疾。2000 年，经世界卫生组织证实，中国成为无脊灰国家。从 1957 年到 2000 年，消灭脊髓灰质炎这条不平之路，顾方舟艰辛跋涉了 44 年。"我一生只做了一件事，就是做了一颗小小的糖丸"，顾方舟一路艰辛跋涉，护佑中国儿童远离小儿麻痹症，荣获全国科学大会成果奖和"全国消灭脊髓灰质炎工作先进个人"等称号。在新中国成立 70 周年前夕，党和人民授予他"人民科学家"国家荣誉称号。

舍己幼，为人之幼，是医者大仁。为一大事来，成一大事去。功业凝成糖丸一粒，是治病灵丹，更是拳拳赤子心。这种对于科学执着的钻研和持之以恒的精神，是当代大学生敬仰和学习的榜样，也是医学生未来不断努力的方向。

七、体格生长指标的测量操作评分标准

体格生长指标的测量操作评分标准见表 6-1。

表 6-1 体格生长指标的测量操作评分标准

操作流程	技术要求及分值
操作前准备（5分）	1. 向小儿家长交代测量目的，解释测量方法，取得家长同意及配合（1分） 2. 测量前应检查磅秤的零点、量具的准确性。（2分） 3. 检查中应减少不良刺激，手和用具要温暖，手法轻柔，动作快速。对于较大儿童应注意保护其隐私，不要过多地暴露身体。（2分）

操作流程	技术要求及分值
操作步骤（11分）	1. 体重测量（2分） （1）3岁以下小儿测量：体重秤调零，脱去小儿衣帽及纸尿裤，一手托住小儿的头部，一手托住臀部放于体重秤上进行测量。小婴儿最好采用载重10~15kg盘式杠杆秤或盘式电子秤测量，准确读数至10g。1~3岁幼儿亦可采用载重50kg体重秤蹲位测量，准确读数至50g。 （2）3岁以上小儿测量：体重测量应在晨起空腹时将小便排出，脱去衣裤鞋袜后进行。平时以进食后2小时称量为佳。3~7岁儿童用载重50kg体重秤测量，准确读数至50g；7岁以上儿童用载重100kg体重秤测量，准确读数至100g。 （3）体温低或病重的患儿：可先将衣服、纸尿裤和小毛毯称重后，再给患儿穿上后再测量。 2. 身长（高）测量 （1）卧位测量（3岁以下）：一手托住小儿的头部，一手托住臀部，将小儿仰卧位放在量床底板中线上。头顶接触头板，同时小儿双眼直视前方。检查者位于小儿右侧，左手按住双膝，使双腿伸直并拢，右手移动足板使其接触两侧足跟，然后读刻度。（1分） （2）立位测量（3岁以上）：小儿站于身高计的底板上，要求小儿立正姿势，两眼正视前方，两侧耳廓上缘连线及眼眶下缘连线呈水平位，胸部稍挺起，腹部微后收，两臂自然下垂，手指并拢，脚跟靠拢，脚尖分开约60°，背靠身高计的立柱，使两足后跟、臀部及两肩胛角几个点同时都接触立柱，头部保持正直位置。测量者轻轻滑动滑侧板直至与小儿头顶接触，记录至小数点后位，误差不超过0.1cm。（1分） 3. 坐高测量（1分） （1）3岁以下小儿，取仰卧位测量，小儿头顶贴于测量板顶端，测量者位于小儿右侧，左手提起小儿小腿使其膝关节屈曲，大腿与底板垂直，骶紧贴底板，右手移动足板，使其紧贴小儿臀部，精确至0.1cm。 （2）3岁以上小儿，取坐位，两大腿伸直并拢，与躯干成直角，令小儿挺身坐直，双眼平视前方，臀部紧靠立柱，双肩自然下垂，双脚平放地而上，足尖向前。移动头顶板与头顶接触，精确至0.1cm。 4. 上、下部量（1分） 取仰卧位或立位，用软尺或硬尺测量自耻骨联合上缘至足底的垂直距离，为下部量，精确至0.1cm。身长（高）减去下部量即为上部量。0~3岁婴幼儿取仰卧位测量，3岁以上儿童取立位测量，要求同身长（高）测量。 5. 头围测量（1分） 小儿取立位或坐位，测量者位于被测者前方或一侧，用拇指将软尺零点固定于一侧眉弓上缘处，软尺经过耳上方，经枕骨结节最高点，两侧对称，从另一侧眉弓上缘回至零点读数。误差不超过0.1cm。 6. 胸围测量（1分） 3岁以下小儿取卧位或立位，3岁以上儿童取立位。测量者位于小儿前方或一侧，用手指将软尺零点固定于一侧乳头的下缘，手拉软尺，绕经小儿后背，以两肩胛骨下角下缘为准，注意前后左右对称，经另一侧回到起点，然后读数。取平静呼、吸气时的中间数，误差不超过0.1cm。 7. 腹围测量（1分） 取卧位，测量婴儿时将软尺零点固定在剑突与脐连线的中点，经同水平位绕背一周；儿童可平脐经同水平位绕背一周后回到零点进行读数，精确至0.1cm。 8. 腹部皮下脂肪（1分） 取锁骨中线平脐处，皮褶方向与躯干长轴平行，测量者在测量部位用左手拇指和食指将该处皮肤及皮下脂肪捏起，捏时两手指应相距3cm，右手拿量具（皮褶厚度计）将钳板插入捏起的皮褶两边至底部钳住，测量其厚度，精确至0.5mm。 9. 上臂围（1分） 取立位、坐位或者仰卧位，两手自然平放或下垂，一般测量左上臂，将软尺零点固定于上臂外侧肩峰至鹰嘴连线中点，沿该点水平位将软尺紧贴皮肤绕上臂一周，回至零点读数，精确至0.1cm。
提问（2分）	1. 小儿体格检查项目有哪些？（1分） 答：体重、身高、坐高、上下部量、头围、胸围、腹围、上臂围、皮下脂肪。 2. 2岁小儿身高、体重、头围的参考值是多少？（1分） 答：2岁小儿身高约85cm，体重约12kg，头围约48cm。
职业素养（2分）	1. 在体格检查过程中，态度温和，动作规范，体现出爱伤意识。（1分） 2. 着装整洁，仪表端庄，举止大方。（1分）

注：准备时间1分钟，考试时间11分钟。总分：20分。

第二节　小儿头皮静脉穿刺术

》》情境导入

情境描述　患儿，男，9个月，因咳嗽3天、加重伴发热、气急3天入院。X线胸片示两肺中下部小斑片状模糊阴影。入院后诊断"急性支气管肺炎""佝偻病活动期"。予吸氧，10%葡萄糖注射液200ml加氨苄青霉素1g，每天1次，静脉滴注。

讨论　1. 应如何区分头皮静脉和动脉？

　　　　2. 头皮静脉穿刺成功如何固定？

一、目的

（1）输入液体和药物达到解毒、治疗和控制感染的目的。

（2）补充营养及水分，维持和调节体内水、电解质及酸碱平衡。

（3）补充液体，纠正血容量不足，改善微循环，回升血压。

（4）输入脱水剂，降低颅内压，减轻或消除腹水及组织水肿。

二、适应证

（1）适用于不易固定或手足静脉不清晰的婴幼儿。

（2）输注刺激性小的溶液或药物。

（3）短期单次（<4h），且输液时间在3天以内的静脉输液治疗。

三、禁忌证

（1）穿刺部位皮肤有破损、皮疹、感染、瘢痕、色素沉着。

（2）头皮水肿、血管弯曲、血管已被破坏。

（3）头部有外伤。

（4）腐蚀性药物、肠外营养、pH值低于5或高于9的液体或药物，以及渗透压大于600mmol/L的液体，如钙剂、甘露醇、血管活性药等药物禁止经头皮静脉输注。

四、操作前准备

1. 评估患儿　观察患儿病情变化，详细了解穿刺部位皮肤、血管状况和药物对血管的影响程度，选择适宜的穿刺部位，评估患儿自理、合作程度。

2. 用物准备　皮肤消毒剂、输液卡、药液、胶布、棉签、5ml注射器、生理盐水（10ml/支）、头皮针（5.5~6号）、剃须刀一把、治疗盘一个。

3. 沟通　向患儿和家长说明目的、配合方法，与家长沟通时语言规范，态度和蔼。

4. 穿刺前　协助患儿排尿或为患儿更换尿裤。

5. 环境要求　清洁、舒适，光线明亮。

五、操作步骤

（1）核对医嘱，洗手，戴口罩，备齐用物，根据患儿年龄选择合适型号的头皮针。

（2）核对患儿，为患儿选择舒适的穿刺体位。

（3）助手固定患儿肢体及头部，操作者立于患儿头侧选择静脉，选好血管后，剃去穿刺部位头发，擦净备皮区皮肤。

（4）消毒穿刺部位皮肤。

（5）注射器抽取生理盐水，套上头皮针，排尽空气。用左手拇指、示指分别固定静脉两端，右手持针沿静脉向心方向平行刺入。见回血后缓慢推入少量盐水，确定穿刺成功后用胶布固定针头。

（6）连接输液，调节滴速。向患儿及家长交代注意事项。

（7）整理患儿床单及处理用物。

六、相关知识

1. 区分头皮静脉和动脉　动脉外观一般呈正常肤色或淡红色，有搏动，不易被压瘪，血管易滑动，啼哭时充血不明显，弯曲状，较粗；静脉外观呈微蓝色，无搏动，易被压瘪，好固定，不易滑动，啼哭时充血明显。

2. 穿刺　穿刺时一定要绷紧皮肤，根据血管粗细，以 15°～30°角度快速平稳进针，有突破感或落空感，见回血再降低角度平行进入少许后固定。

3. 固定　由于小儿头部位置的特殊性，固定穿刺点时注意不能将针柄向下按压，将头皮针延长管按照自然弯曲环形向上反折，用长条胶布固定，为防止患儿输液期间胶布松开，一般使用纸质胶布以穿刺部位为中心，缠绕头部一圈。

七、小儿头皮静脉穿刺术操作评分标准

小儿头皮静脉穿刺术操作评分标准见天 6 – 2。

表 6 – 2　小儿头皮静脉穿刺术操作评分标准

操作流程	技术要求及分值
操作前准备（4 分）	1. 向患儿和家长说明目的、配合方法。（1 分） 2. 选择适宜的穿刺部位。（2 分） 3. 七步洗手法进行手部消毒，戴口罩，备齐用物。（1 分）
操作步骤（12 分）	1. 核对医嘱，根据患儿年龄选择合适型号的头皮针。（2 分） 2. 核对患儿，为患儿选择舒适的穿刺体位。（2 分） 3. 助手固定患儿肢体及头部，操作者立于患儿头侧选择静脉，选好血管后，剃去穿刺部位头发，擦净备皮区皮肤。（1 分） 4. 消毒穿刺部位皮肤。（1 分） 5. 注射器抽取生理盐水，套上头皮针，排尽空气。用左手拇指、示指分别固定静脉两端，右手持针沿静脉向心方向以 15°~30°角度快速平稳刺入。见回血后缓慢推入少量盐水，确定穿刺成功后用胶布固定针头。（3 分） 6. 连接输液，调节滴速。向患儿及家长交代注意事项。（2 分） 7. 整理患儿床单及处理用物。（1 分）
提问（2 分）	1. 如何区分头皮静脉和动脉？（1 分） 答：动脉呈淡红色，有搏动，不易被压瘪，血管易滑动，啼哭时充血不明显；静脉外观呈微蓝色，无搏动，易被压瘪，不易滑动，啼哭时充血明显。 2. 头皮静脉穿刺成功如何固定？（1 分） 答：固定穿刺点时，将头皮针沿长管按照自然弯曲环形向上反折，用长条胶布固定，为防止患儿输液期间胶布松开，一般使用纸质胶布以穿刺部位为中心，缠绕头部一圈。
职业素养（2 分）	1. 在穿刺过程中，态度温和，动作规范，体现出爱伤意识。（1 分） 2. 着装整洁，仪表端庄，举止大方。（1 分）

注：准备时间 1 分钟，考试时间 11 分钟。总分：20 分。

第三节 新生儿复苏

❯❯ **情境导入**

情境描述 新生儿娩出后，出现呼吸暂停。
讨论 1. 快速评估的内容包括什么？
　　　　2. 新生儿胸外按压的方法？

一、目的

新生儿呼吸暂停或喘息，心肌收缩力下降导致心排量减少时采用人工的方法给予呼吸和循环的支持，争取呼吸、心脏功能的尽快恢复，达到促进循环、改善氧合、恢复器官功能的目的。抢救新生儿的生命。

二、适应证

新生儿窒息。

三、禁忌证

无。

四、操作前准备

（一）物品准备

远红外线复苏台/辐射台（带秒针时间显示），手套，电动吸引器，吸痰管（清理呼吸道用），脉搏氧饱和度仪（带探头），气囊（带储氧袋，有连接管，可连接氧气），型号合适的面罩，氧气，听诊器，手消毒液，气管插管导管，管芯，新生儿喉镜，肾上腺素，生理盐水，空针，帽子，保鲜袋。

（二）环境准备

室温 24~28℃，开启远红外线辐射台预热至 32~34℃、新生儿体表温度 36.5℃。

（三）操作者准备

双人配合，着装整齐。

五、操作步骤

（一）快速评估

出生后立即快速评估 4 项指标。

（1）足月吗？
（2）羊水清吗？
（3）有呼吸或哭声吗？
（4）肌张力可吗？

若四项中有一项为否，需要进行复苏，并在 30 秒内完成。

（二）初步复苏

1. 保暖 将新生儿放在远红外线辐射台上或因地制宜采取保温措施如用预热的毯子裹住新生儿以减少热量散失等。对体重<1500g的极低出生体重（VLBW）儿可将其头部以下躯体和四肢放在清洁的塑料袋内，或盖以塑料薄膜置于远红外线辐射台上，摆好体位后继续初步复苏的其他步骤。

2. 体位 置新生儿头轻度仰伸位（鼻吸气位）。

3. 吸引 在肩娩出前助产者用手将新生儿的口咽、鼻中的分泌物挤出。娩出后，用吸球或吸管（12F 或 14F）先口咽后鼻清理分泌物。

羊水胎粪污染时的处理：当羊水有胎粪污染时，无论胎粪是稠或稀，初生儿一娩出先评估新生儿有无活力。新生儿有活力时，继续初步复苏；如无活力，采用胎粪吸引管进行气管内吸引。

4. 擦干 快速擦干全身，拿掉湿毛巾。

5. 刺激 用手拍打或手指轻弹新生儿的足底或摩擦背部2次以诱发自主呼吸，如这些努力无效表明新生儿处于继发性呼吸暂停，需要正压通气。

（三）正压通气

新生儿复苏成功的关键是建立充分的正压通气。

1. 指征

（1）呼吸暂停或喘息样呼吸。

（2）心率<100 次/分。

2. 气囊面罩正压通气

（1）通气压力需要 $20 \sim 25 cmH_2O$（$1 cmH_2O = 0.098 kPa$），少数病情严重的初生儿可用 $2 \sim 3$ 次 $30 \sim 40 cmH_2O$ 压力通气，以后通气压力维持在 $20 cmH_2O$。

（2）频率 $40 \sim 60$ 次/分（胸外按压时为 30 次/分）。

（3）有效的正压通气应显示心率迅速增快，由心率、胸廓起伏、呼吸音及氧饱和度来评价。

（4）如正压通气达不到有效通气，需检查面罩和面部之间的密闭性，是否有气道阻塞（可调整头位，清除分泌物，使新生儿的口张开）或气囊是否漏气。面罩型号应正好封住口鼻，但不能盖住眼睛或超过下颌。

（5）经30秒充分正压通气后，如有自主呼吸，且心率≥100 次/分，可逐步减少并停止正压通气。如自主呼吸不充分，或心率<100 次/分，须继续用气囊面罩或气管插管施行正压通气，并检查及矫正通气操作。如心率<60 次/分，气管插管正压通气并开始胸外按压。

（6）持续气囊面罩正压通气（>2分钟）可产生胃充盈，应常规经口插入 8F 胃管，用注射器抽气并保持胃管远端处于开放状态。

（7）国内使用的新生儿复苏囊为自动充气式气囊（250ml），使用前要检查减压阀。有条件最好配备压力表。自动充气式气囊不能用于常压给氧。

3. T – 组合复苏器（T – picec 复苏器） T – 组合复苏器是一种由气流控制和压力限制的机械装置。指南推荐县以上医疗单位尤其是三级医院需要使用或创造条件使用 T – 组合复苏器，尤其对早产儿的复苏更能提高效率和安全性。

（1）指征 用于足月儿和早产儿正压通气。

（2）用法 需接上压缩气源，氧气由 T – 组合复苏器的新生儿气体出口经一个管道输送到新生儿端，与面罩相连使与口鼻密封或与气管导管相连。预先设定吸气峰压（PIP）$20 \sim 25 cmH_2O$、呼气末正压（PEEP）$5 cmH_2O$、最大气道压（安全压）$30 \sim 40 cmH_2O$。操作者用拇指或食指关闭或打开 T 形管的开口，控制呼吸频率及吸气时间。使氧气直接流入新生儿气道。由于提供恒定一致的 PEEP 及 PIP，维持功能残气量，更适合早产儿复苏时正压通气的需要。本装置容易操作、使用灵活、压力输出安全正确及操作者不易疲劳。

（四）喉镜下经口气管插管

1. 气管插管的指征

（1）需要气管内吸引清除胎粪时。

（2）气囊面罩正压通气无效或要延长时。

（3）胸外按压时。

（4）经气管注入药物时。

（5）特殊复苏情况，如先天性膈疝或超低出生体重儿。

2. 准备

进行气管插管必需的器械和用品应保存在一起，在每个产房、手术室、新生儿室和急救室应随时备用。常用的气管导管为上下直径一致的直管（无管肩）、不透射线和有厘米刻度。如使用金属管芯，不可超过管端。

3. 方法

（1）左手持喉镜，使用带直镜片（早产儿用 0 号，足月儿用 1 号）的喉镜进行经口气管插管。将喉镜夹在拇指与前 3 个手指间，镜片朝前。小指靠在新生儿颏部提供稳定性。喉镜镜片应沿着舌面右边滑入，将舌头推至口腔左边，推进镜片直至其顶端达会厌软骨。

（2）暴露声门：采用一抬一压手法，轻轻抬起镜片，上抬时需将整个镜片平行朝镜柄方向移动使会厌软骨抬起即可暴露声门和声带。如未完全暴露，操作者用自己的小指或由助手的食指向下稍用力压环状软骨使气管下移有助于看到声门。在暴露声门时不可上撬镜片顶端来抬起镜片。插入有金属管芯的气管导管，将管端置于声门与气管隆凸之间，接近气管中点。

（3）插入有金属管芯的气管导管，将管端置于声门与气管隆凸之间，接近气管中点。

（4）整个操作要求在 20 秒内完成。插入导管时，如声带关闭，可采用 Hemlish 手法，助手用右手食、中两指在胸外按压的部位向脊柱方向快速按压 1 次促使呼气产生，声门就会张开。

4. 胎粪吸引管的使用

施行气管内吸引胎粪时，将胎粪吸引管直接连接气管导管，以清除气管内残留的胎粪。吸引时复苏者用右手食指将气管导管固定在新生儿的上腭，左手食指按压胎粪吸引管的手控口使其产生负压，边退气管导管边吸引，3～5s 将气管导管撤出。必要时可重复插管再吸引。

（六）胸外按压

1. 指征　充分正压通气 30 秒后心率 <60 次/分。在正压通气同时须进行胸外按压。

2. 方法　应在新生儿两乳头连线中点的下方，即胸骨体下 1/3 进行按压。

（1）拇指法　双手拇指端压胸骨，根据新生儿体型不同，双拇指重叠或并列，双手环抱胸廓支撑背部。此法不易疲劳，能较好的控制压下深度并有较好的增强心脏收缩和冠状动脉灌流的效果。

（2）双指法　右手食、中两个手指尖放在胸骨上，左手支撑背部。其优点是不受患儿体型大小及操作者手大小的限制。

按压深度约为前后胸直径的 1/3，产生可触及脉搏的效果。按压和放松的比例为按压时间稍短于放松时间，放松时拇指或其他手指应不离开胸壁。

3. 胸外按压和正压通气需默契配合

需要胸外按压时，应气管插管进行正压通气。因为通气的损害几乎是新生儿窒息的首要原因，因此胸外按压和正压通气的比例应为 3∶1，即 90 次/分的按压和 30 次/分的呼吸，达到每分钟约 120 个动作。因此，每个动作约 1/2 秒，2 秒内 3 次胸外按压加 1 次正压通气。30 秒重新评估心率，如心率仍 <60 次/分，除继续胸外按压外，考虑使用肾上腺素。

（七）药物

在新生儿复苏时，很少需要用药。新生儿心动过缓通常是因为肺部充盈不充分或严重缺氧，而纠正心动过缓的最重要步骤是充分的正压通气。

1. 肾上腺素

（1）指征　心搏停止或在30秒的正压通气和胸外按压后，心率持续<60次/分。

（2）剂量　静脉：0.1~0.3 ml/kg的1：10000溶液；气管注入：0.5~1ml/kg的1：10000溶液，必要时3~5分钟重复1次。浓度为1：10000肾上腺素会增加早产儿颅内出血的危险。

（3）用药方法　首选脐静脉导管（或脐静脉）注入，有条件的医院可经脐静脉导管给药。如在进行脐静脉插管操作过程尚未完成时，可首先气管内注入肾上腺素（1：10000）0.5~1ml/kg一次，若需重复给药则应选择静脉途径；无条件开展脐静脉导管的单位根据指征仍可采用气管内注入。

2. 扩容剂

（1）指征　有低血容量、怀疑失血或休克的新生儿在对其他复苏措施无反应时考虑扩充血容量。

（2）扩容剂的选择　可选择等渗晶体溶液，推荐生理盐水。大量失血则需要输入与患儿交叉配血阴性的同型血或O型红细胞悬液。

（3）方法　首次剂量为10ml/kg，经外周静脉或脐静脉（>10分钟）缓慢推入。在进一步的临床评估和反应观察后可重复注入1次。给窒息新生儿和早产儿不恰当的扩容会导致血容量超负荷或发生并发症，如颅内出血。

3. 在新生儿复苏时一般不推荐使用碳酸氢钠。

六、相关知识

1. 判断导管管端位于气管中点的常用方法

（1）声带线法（导管声带线与声带水平吻合）。

（2）胸骨上切迹摸管法即操作者或助手的小指尖垂直置于胸骨上切迹，当导管在气管内前进中小指尖触摸到管端示管端已达气管中点。

（3）体重法即体重为1kg、2kg、3kg的新生儿的唇–端距离分别为6~7cm、7~8cm、8~9cm。头位改变会影响插入深度。

2. 确定导管的位置正确方法

（1）胸廓起伏对称。

（2）听诊双肺呼吸音一致，尤其是腋下，且胃部无呼吸音。

（3）无胃部扩张。

（4）呼气时导管内有雾气。

（5）心率、肤色和新生儿反应好转。

（6）有条件可使用呼出CO_2检测器，可有效确定有自主循环的新生儿气管插管位置是否正确。

3. 新生儿气管导管型号与插入深度　见表6–3。

表6–3　不同体重新生儿气管导管型号和插入深度的选择

体重（g）	导管内径 mm	上唇至管端距离 cm
≤1000	2.5	6~7
1000~2000	3.0	7~8
2000~3000	3.5	8~9
>3000	4.0	9~10

4. 脐静脉插管　　脐静脉是静脉注射的最佳途径，用于注射肾上腺素以及扩容剂。可插入 3.5F 或 5F 的不透射线的脐静脉导管，导管尖端应仅达皮下进入静脉，轻轻抽吸就有回血流出。插入过深，则高渗透性和影响血管的药物可能直接损伤肝脏。务必避免将空气推入脐静脉。

七、新生儿复苏操作评分标准

新生儿复苏操作评分标准见表 6 - 4。

表 6 - 4　新生儿复苏操作评分标准

操作流程	技术要求及分值
操作前准备（3 分）	1. 人员：双人配合，着装整齐。（1 分） 2. 环境：室温 24～28℃，开启远红外线辐射台预热至 32～34℃、新生儿体表温度 36.5℃。（2 分）
操作步骤（13 分）	1. 快速评估：新生儿是否足月妊娠，有无呼吸或哭声，肌张力情况，羊水情况。（1 分） 2. 若四项中有一项为否，需行初步复苏：将新生儿置于预热的远红外线复苏台/辐射台上，头轻度仰伸位（鼻吸气位），记录开始抢救时间。（1 分） 3. 清理呼吸道（口、鼻），快速擦干全身，进行触觉刺激。（2 分） 4. 评价呼吸、心率、氧饱和度（肤色）。（2 分） 5. 若心率小于 100 次/分或无自主呼吸、呼吸暂停、喘息样呼吸，选择适合型号的面罩扣住口鼻，给予气囊面罩正压通气，按压频率 40～60 次/分，氧流量 5～10L/min，注意观察胸廓有无起伏。（1 分） 6. 连接脉搏氧饱和度仪传感器，正压通气 30 秒后，评价心率、呼吸、氧饱和度；若心率小于 60 次/分者，行气管插管同时进行胸外心脏按压。（1 分） 7. 胸外按压（2 分） （1）部位：新生儿两乳头连线中点的下方，胸骨体下 1/3，避开剑突。 （2）方法：采用拇指法或双指法。 （3）深度：胸前后径的 1/3。 （4）按压与通气比 3：1，即每分钟包括 90 次胸外心脏按压和 30 次人工正压通气，每分钟共 120 个动作。 8. 每 3 次胸外按压和 1 次正压通气为 1 个循环。45～60 秒后，评估复苏效果。若心率＜小于 60 次/分，加用肾上腺素。若成功，则行进一步生命支持（1 分）。 9. 整理用物，取舒适卧位（1 分）。 10. 手消毒，及时、准确记录抢救时间及经过（1 分）。
提问（2 分）	1. 快速评估的内容？（1 分） 答：足月吗？羊水清吗？有呼吸或哭声吗？肌张力可吗？若四项中有一项为否，需要进行复苏，并在 30 秒内完成。 2. 新生儿胸外按压的方法？（1 分） 答：（1）部位：新生儿两乳头连线中点的下方，胸骨体下 1/3，避开剑突。 （2）方法：采用拇指法或双指法。 （3）深度：胸前后径的 1/3。 （4）按压与通气比 3：1，即每分钟包括 90 次胸外心脏按压和 30 次人工正压通气，每分钟共 120 个动作。
职业素养（2 分）	1. 在操作过程中，动作规范，体现出爱伤意识。（1 分） 2. 着装整洁，仪表端庄，举止大方。（1 分）

注：准备时间 1 分钟，考试时间 11 分钟。总分：20 分。

第四节　婴儿鼻胃插管术

≫ 情境导入

情境描述　患儿，男，3 岁。误服降糖药，数量不明，急诊入院。

讨论　1. 如何测量胃管插入深度？

　　　　2. 如何判断胃管是否在胃内？

一、目的

1. 诊断作用 抽吸胃液做检查。

2. 治疗作用 洗胃、胃肠减压、鼻胃管喂养。

二、适应证

（1）抽吸胃液做检查。

（2）患有外科疾患。如消化道梗阻、坏死性小肠结肠炎需胃肠减压患儿。

（3）食物中毒等患儿的洗胃。

（4）对吸吮、吞咽能力差，昏迷，不能经口（如破伤风患儿不能张口）喂养的患儿需鼻胃插管以鼻饲营养液和药物。

三、禁忌证

（1）鼻咽部或食管狭窄、梗阻。

（2）严重的面部外伤和（或）基底颅骨骨折。

（3）食管静脉曲张和有其他出血倾向的患儿尽量避免鼻胃插管。

四、操作前准备

（一）物品准备

1. 治疗车上层 治疗盘、治疗巾、一次性胃管包、无菌棉签、根据患儿年龄选择合适型号的一次性胃管（8F、10F、12F）、10ml 或 20ml 注射器、无菌生理盐水、无菌液体石蜡、无菌棉球、一次性手套、胶布、压舌板、手电筒、听诊器、笔、治疗卡等（以上有塑料袋密封的物品要检查密封是否完好，是否在有效期内）。

2. 治疗车下层 生活垃圾桶、医疗垃圾桶、锐器盒。

（二）患儿准备

（1）评估患儿的身体状况，了解既往有无插管经历。

（2）检查患儿鼻腔情况，包括鼻腔黏膜有无肿胀、炎症、鼻中隔偏曲、息肉等，选择通畅的一侧鼻腔插管。

（3）告知家属放置胃管的目的、操作过程，取得家长的配合。

（三）操作者准备

（1）了解患儿病情，插管目的。核对患儿姓名、性别、年龄等。

（2）助手协助安抚患儿，并摆好体位，固定头部。全程观察鼻胃插管过程中患儿的面色、呼吸等情况。

（3）操作者洗手、戴帽子、口罩（头发、鼻孔不外露），流动水七步洗手法洗手。操作过程中有保护患者安全、隐私的意识。

五、操作步骤

（1）体位：患儿取仰卧位，头肩部稍垫高。颌下放治疗巾。由助手协助固定或约束其上肢。

（2）打开胃管包，手不可接触内层，分别将生理盐水、液体石蜡倒入小碗中，打开胃管、注射器、压舌板、无菌棉球包装，放入包内备用。用棉签蘸生理盐水清洁鼻腔。

（3）戴一次性无菌手套。

（4）用注射器注入气体检查胃管是否通畅。测量胃管插入深度。测量方法如下。

①鼻尖—耳垂—剑突下缘的长度（一般选择此种方法）。

②前额发际至剑突下缘。按测量的长度，在胃管上做标记。

（5）插管。

①镊子取无菌棉球蘸无菌液体石蜡润滑胃管前段至标记处。

②操作者站于患儿右侧，左手托住胃管，右手用镊子持胃管前段插入一侧鼻孔，将胃管缓慢的推进至预定长度。

③小婴儿不能合作吞咽，插管前可将患儿头向后仰，胃管到达会厌部时（约进入 10cm），嘱助手将患儿头部向前倾，下颌贴近胸骨柄，以增大咽喉部通道的弧度，继续缓慢插入直到预定长度。插入不畅时应注意用压舌板检查胃管是否在口内盘踞，可先适当抽出部分胃管，再尝试插入。

（6）判断胃管是否在胃内。

①接注射器抽吸出胃液。

②用注射器向胃管内注入 3～5ml 空气，置听诊器于胃部。可闻到气过水声。

③在不咳嗽、安静时将胃管开口端放入盛水的治疗碗水面以下，应无气泡溢出，如有大量气泡溢出，则证明误入气管。

④必要时放射线拍片定位。

（7）固定：用胶布固定胃管于鼻翼两侧。之后也可以用安全别针固定于患儿外衣上。

（8）插管结束后需封闭导管末端，可将胃管末端反折，插好插栓，用无菌纱布包好。

（9）收拾用品，在治疗卡上记录插管时间。

六、相关知识

1. 鼻饲注意事项

（1）药片应研碎、溶解后灌入。

（2）鼻饲液温度以 38～40℃为宜，不宜过热或过冷。

（3）新鲜果汁与牛奶应分别注入，防止发生凝块。

（4）插管中如插管不畅或患儿出现恶心、呕吐时，应暂停片刻，随后迅速将胃管插入以减轻不适。如患儿出现呛咳、呼吸困难、发绀等现象，提示可能误入气管，应立即拔出胃管，休息后再视患儿情况决定是否继续插管。

（5）食管三个狭窄：环状软骨水平、平气管分叉处、食管通过膈肌处，故插管过程动作要轻柔，避免损伤食管黏膜。

2. 洗胃液的种类选择

（1）毒物不明时一般选择温开水或生理盐水洗胃。

（2）巴比妥类选择 0.01%～0.02% 高锰酸钾溶液。

（3）有机磷类选择 2%～4% 碳酸氢钠溶液。

（4）应激性溃疡选择生理盐水或 2%～4% 碳酸氢钠溶液。

3. 洗胃液的量

（1）新生儿　50～100ml。

（2）婴幼儿　500～1000ml。

（3）学龄期儿童 1000~2000ml。

（4）洗胃液的温度 25~38℃。

4. 新生儿鼻饲的方法

（1）每次鼻饲前先抽吸胃内残余量，如大于前次喂入量的1/4提示排空不良，应减量或暂停鼻饲。

（2）鼻饲应按时、按质、按量加入注射器，勿直接加压注入，应抬高到离患儿头部15~20cm处靠重力作用自行滴入。

（3）鼻饲后婴儿上肢抬高及右侧卧位，有助于胃排空。

（4）长期鼻饲者应每天进行口腔护理2次。普通胃管每周更换1次，硅胶胃管每月更换1次。鼻胃插管每周更换1~2次（晚上拔出，次晨由另一只鼻孔插入）。

5. 常见并发症

（1）鼻翼溃疡或坏死 固定不当，型号不符。

（2）肺部并发症 插管错位导致肺炎、肺脓肿、气道穿孔或气胸。

（3）胃食管反流和反流性食管炎 损伤食管下部括约肌的正常功能，对持续插管患儿可使用药物抑制胃酸分泌。

（4）胃炎和胃出血 反复抽吸刺激胃黏膜。

七、婴儿鼻胃插管术操作评分标准

婴儿鼻胃插管术操作评分标准见表6-5。

表6-5 婴儿鼻胃插管术操作评分标准

操作流程	技术要求及分值
操作前准备（3分）	1. 检查患儿鼻腔情况，包括鼻腔黏膜有无肿胀、炎症、鼻中隔偏曲、息肉等，选择通畅的一侧鼻腔插管。（1分） 2. 告知家属放置胃管的目的、操作过程，取得家长的配合。（1分） 3. 七步洗手法进行手部消毒，戴口罩，备齐用物。（1分）
操作步骤（13分）	1. 体位：患儿取仰卧位，头肩部稍垫高。颌下放治疗巾。由助手协助固定或约束其上肢。（1分） 2. 打开胃管包，用棉签蘸生理盐水清洁鼻腔。（1分） 3. 戴一次性无菌手套。（1分） 4. 用注射器注入气体检查胃管是否通畅。测量胃管插入深度，在胃管上做标记。（2分） 5. 插管。（4分） （1）镊子取无菌棉球蘸无菌液体石蜡润滑胃管前段至标记处。 （2）操作者站于患儿右侧，左手托住胃管，右手用镊子持胃管前段插入一侧鼻孔，将胃管缓慢的推进至预定长度。 （3）小婴儿不能合作吞咽，插管前可将患儿头向后仰，胃管到达会厌部时（约进入10cm），嘱助手将患儿头部向前倾，下颌贴近胸骨柄，以增大咽喉部通道的弧度，继续缓慢插入直到预定长度。 6. 判断胃管是否在胃内。 （1）接注射器抽吸出胃液。（1分） （2）用注射器向胃管内注入3~5ml空气，置听诊器于胃部. 可闻到气过水声。（1分） 7. 固定：用胶布固定胃管于鼻翼两侧，之后也可以用安全别针固定于患儿外衣上。（1分） 8. 收拾用品，在治疗卡上记录插管时间。（1分）
提问（2分）	1. 如何判断胃管是否在胃内？（1分） 答：接注射器抽吸出胃液；用注射器向胃管内注入3~5ml空气，置听诊器于胃部. 可闻到气过水声；在不咳嗽、安静时将胃管开口端放入盛水的治疗碗水面以下，应无气泡溢出，如有大量气泡溢出，则证明误入气管。 2. 如何测量胃管插入深度？（1分） 答：（1）鼻尖—耳垂—剑突下缘的长度。（2）前额发际至剑突下缘。
职业素养（2分）	1. 在操作过程中，态度温和，动作规范，体现出爱伤意识。（1分） 2. 着装整洁，仪表端庄，举止大方。（1分）

注：准备时间1分钟，考试时间11分钟。总分：20分。

目标检测

一、选择题

1. 小儿体格发育测量的各项指标中，最重要的指标是（　）

    A. 身长　　　　　　　　B. 体重　　　　　　　　C. 头围

    D. 胸围　　　　　　　　E. 囟门

2. 测得上臂围可以初步评价 5 岁以下儿童营养状态，以下那一种数据属于营养中等（　）

    A. 15cm　　　　　　　　B. 14cm　　　　　　　　C. 13cm

    D. 12cm　　　　　　　　E. 11cm

3. 上部量是指（　）

    A. 头顶至脐上的距离

    B. 头顶至脐下的距离

    C. 头顶至耻骨联合下缘的距离

    D 耻骨联合上缘至足底的距离

    E. 头顶至脐的距离

4. 头围与胸围交叉的年龄（　）

    A. 0.5 岁　　　　　　　B. 1 岁　　　　　　　　C. 2 岁

    D. 4 岁　　　　　　　　E. 3 岁

5. 进行新生儿胸外按压时，按压胸骨采取以下哪一个合适深度（　）

    A. 1～2cm

    B. 直至你能感觉到脊柱的前面部分

    C. 压到剑突触到肝或脾

    D. 大约压到胸廓前后径1/3深度

    E. 3～4cm

6. 窒息新生儿心肺复苏最重要和最有效的步骤是（　）

    A. 胸外按压　　　　　　B. 静脉推注肾上腺素　　　C. 擦干

    D. 正压人工通气　　　　E. 刺激

7. 小儿出生后，其身长在什么时期成长速度最快（　）

    A. 从出生后至1岁　　　B. 1岁到4岁　　　　　　C. 4岁到6岁

    D. 6岁到青春期　　　　E. 青春期到成人

8. 一正常婴儿，体重9kg，身长75cm，前囟 0.5cm×0.5cm，头围 46cm，出牙6个，能独坐也能走，该儿最可能的月龄是（　）

    A. 5个月　　　　　　　B. 8个月　　　　　　　　C. 12个月

    D.18个月　　　　　　　E. 24个月

9. 男，8天，出生体重3.0kg，现体重降至2.7kg。医生诊断为生理性体重下降，下列哪一项符合生理性体重下降的特点（　）

    A. 发生于生后24小时内

    B. 主要有呕吐、腹泻所致

  C. 均伴有发热

  D. 体重下降达出生体重的 10% 以上

  E. 体重在出生后 10 天恢复

10. 小儿头皮静脉穿刺的注意点哪项不正确 （   ）

  A. 穿刺方向是向心方向穿刺

  B. 小儿在哭吵时，禁止穿刺

  C. 输液时必须排尽输液管内空气

  D. 根据患儿病情和药物性质调节输液速度

  E. 适用于不易固定或手足静脉不清晰的婴幼儿

二、思考题

1. 小儿体格生长各项指标测量的目的。

2. 头围测量方法？

3. 如何区分头皮静脉和动脉？

参考文献

［1］陈孝平，汪建平，赵继宗．外科学［M］．9 版．北京：人民卫生出版社，2018.

［2］医师资格考试指导用书专家编写组．2022 临床执业医师资格考试实践技能指导用书［M］．北京：人民卫生出版社，2021.

［3］李小寒，尚少梅．基础护理学［M］．6 版．北京：人民卫生出版社，2017.

［4］刘原，刘成玉．临床技能培训与实践［M］．2 版．北京：人民卫生出版社，2021.

［5］葛均波，徐永健，王辰．内科学［M］．9 版．北京：人民卫生出版社，2018.

［6］迟宝荣，文历阳，柯杨．中国医学生临床技能操作指南［M］．3 版．北京：人民卫生出版社，2020.

［7］陈翔，吴静．湘雅临床技能培训教程［M］．北京：高等教育出版社，2016.

［8］杨宇峰．中西医临床基本技能［M］．北京：中国医药科技出版社，2013.

［9］谢幸，孔北华，段涛．妇产科学［M］．9 版．北京：人民卫生出版社，2018.

［10］姜保国，陈红．中国医学生临床技能操作指南［M］．3 版．北京：人民卫生出版社，2020.

［11］申昆玲．儿科临床操作技能［M］．北京：人民卫生出版社，2019.